JN065913

頭痛・肩こりが解消！ 自律神経が整う！

名医が教える「まぶたテープ」

信州大学医学部特任教授・名誉教授
松尾形成外科・眼瞼クリニック院長
松尾 清

扶桑社

- [ ] 頭痛がひどくなった
- [ ] 肩こりに悩まされている
- [ ] 歯が浮く、顎関節が痛い
- [ ] 歯を噛みしめがち

ないですか？

- [ ] 朝、なかなかまぶたがあかない
- [ ] 疲れが取れにくくなった
- [ ] 気持ちが沈むことが多い
- [ ] 目が疲れやすくなった

□ 二重の幅が広くなった

□ 疲れると目の上が落ちくぼんでくる

□ 眠そうな顔、怖そうな顔だと言われる

□ 眉毛の位置が上がって、額にシワが寄る

こんな症状は

□ 舌で歯を押してしまう

□ まぶしさに弱い

□ 食事をするとすぐ眠くなる

□ まぶたを閉じているほうがラク

その不調は“下がりまぶた”が原因かも!

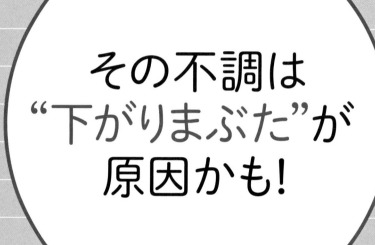

まぶたが垂れてくる
腱《けん》膜《まく》性《せい》眼《がん》瞼《けん》下《か》垂《すい》症《しょう》は、
頭痛や肩こり、眼精疲労、
自律神経の不調を
引き起こすことがわかっています。
テープでまぶたを引き上げて
症状を改善しましょう!

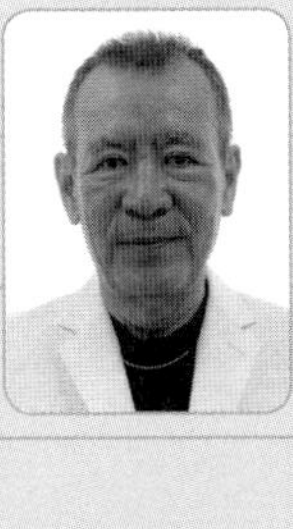

信州大学医学部特任教授・名誉教授
松尾形成外科・眼瞼クリニック院長
松尾 清

はじめに

「眼瞼下垂《がんけんかすい》」は、先天的または後天的な理由により、まぶたの機能に障害が起こり、まぶたが下がってあきづらくなる病気です。

一般的には、後天的に腱膜の異常によって起こる「腱膜性眼瞼下垂症」を「眼瞼下垂」と呼ぶことが多いです。

私は形成外科医として長年、腱膜性眼瞼下垂症の手術を行ってきました。

そして、手術後に患者さんから次のような報告を受けることが多いことに気づきました。

- 肩こりがなくなった
- 頭痛が起こらなくなった
- 眼精疲労が改善した

●気持ちが沈まなくなり、前向きになった
●よく眠れるようになった
●冷え性が改善した
●イライラしなくなった……など

まぶたがあくことで、視界がクリアになるというのは理解できますが、肩こりや頭痛、うつ状態がよくなるのはなぜなのかが気になりました。

そこで、私が教授を務めていた信州大学医学部形成再建外科で、眼瞼下垂のまぶたの構造を詳細に調べることになり、研究の結果、**まぶたにある筋肉が脳の覚醒と関わりがある**ことがわかりました。

まぶたの筋肉「ミュラー筋」にはセンサーがあり、まぶたをあけることなどによる刺激が脳の覚醒中枢である「青斑核《せいはんかく》」に伝わって、覚醒のスイッチが入るようになっていたのです。

この**青斑核への刺激は、交感神経の緊張にもつながるため、体の不調を引き起こす原因**になっていました。

腱膜性眼瞼下垂症によって、まぶたが下がると、まぶたを持ち上げるためのミュラー筋への負担が大きくなり、青斑核を刺激しやすくなります。

そのため、**まぶたが下がっている人は、頭痛、肩こり、目の疲れ、自律神経の乱れからの冷えや不眠、うつといった不調を抱えている人が多い**のです。

「眼瞼下垂は高齢者に起こるもの」と思っている人も多いですが、早い人は20代からまぶたが下がり始めます。

とくに女性はメイクでまぶたを触ることが多いため、男性より早くまぶたが下がり始めます。

コンタクトレンズの出し入れでまぶたをひっぱったり、花粉症などで目をこすることもまぶたが下がる要因となります。

黒目にまでまぶたが下がってくると手術が必要ですが、手術までいかなくても、まぶたが下がることは体の不調と密接に関わりがあるため、放置してはいけません。

そこで、「原因不明の頭痛や肩こりに悩んでいる」「自律神経を整えたい」という人におすすめしたいのが、今回ご紹介する「まぶたテープ」です。

テープは市販のサージカルテープやセロハンテープで構いません。

眉やおでこにテープを貼って、まぶたを上げると、ミュラー筋の負担が少なくなり、不調が軽減することが多いのです。

テープを貼ったまま外出するのは外見上、工夫しないと難しいですが、自宅にいるときに貼っておくと、みるみる元気になることを実感できるでしょう。

最近はリモートワークが普及しているため、テープを貼ったままで仕事をしやすいかもしれません。

頭痛や肩こり、不眠、うつ状態、眼精疲労に悩んでいる人は、ぜひ「まぶたテープ」の力を試してみてください。

信州大学医学部形成再建外科学教室特任教授・名誉教授
松尾形成外科・眼瞼クリニック院長
松尾 清

目次

第2章 あなたのまぶたの状態をチェックしよう！

第3章 「まぶたテープ」でまぶたを上げて軽くし、不調を改善！ …… 61

第4章 まぶたのセルフケア法 …… 81

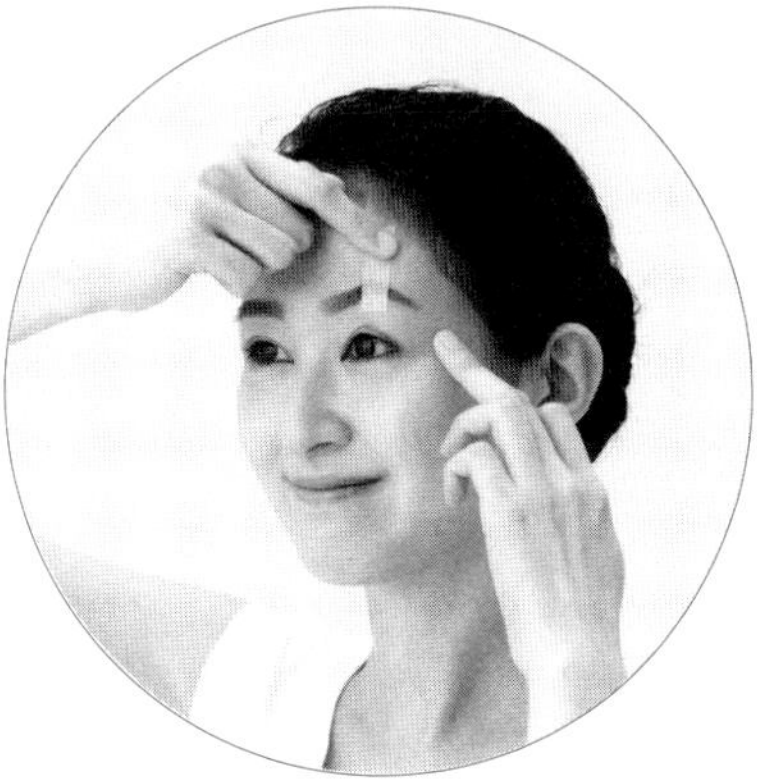

第1章

頭痛、肩こり、目の疲れ、自律神経の乱れの原因はまぶたにあった!

女性は20代からまぶたが下がり始める

まぶたが下がる大きな原因は、まぶたをこすることです。

女性はメイクをすることで男性よりもまぶたをこする回数が多いため、20代後半からまぶたが下がり始めてしまう人も少なくありません。

私が腱膜性眼瞼下垂症の手術を行うのは、女性が男性の5倍の多さからも、この事実を裏付けていることがわかるでしょう。

コンタクトレンズをしている人も、まぶたをひっぱったり、こすったりする回数が多く、まぶたが下がりやすくなります。

花粉症やアトピー性皮膚炎の人がかゆくてまぶたをこすってしまうことも、まぶたが下がる原因になります。

じつは私たちがふだん意識せずに行っている**まばたきも、まぶたに負担をかけています。**

加齢によってまぶたが下がってくるのは、長年にわたるまばたきによる負担が蓄積されることも関係しているのです。

目をこすると腱膜と瞼板をつないでいる部分がはずれる

まぶたをこするとまぶたが下がってしまう仕組みを、筋肉の働きから見てみましょう。

まぶたの開閉は、上まぶたの内側にある上眼瞼挙筋《じょうがんけんきょきん》という筋肉が収縮したり、弛緩したりして行われています。

この上眼瞼挙筋の先には、腱膜《けんまく》があり、瞼板《けんばん》というまぶたのふちをつくる薄い組織とつながっています。

上眼瞼挙筋が収縮すると、腱膜をひっぱって瞼板を持ち上げ、まぶたがあくようになっているのです。

しかし、**目をこすると腱膜と瞼板をつないでいる部分がはずれます。**

瞼板はかたいですが、腱膜はやわらかく、瞼板にほんの少ししか接着していません。

腱膜は足の筋肉で言うとアキレス腱のようなもので、瞼板と腱膜の接合部分はとてもデリケートなのです。

しかし、接合部分がはずれたことで、すぐにまぶたがあかなくなるわけではありません。

上眼瞼挙筋と瞼板をつなぐ「ミュラー筋」という特殊な筋肉がサポートしてくれるので、腱膜が瞼板からはずれても、まぶたはひらくようになっているのです。

腱膜が瞼板からはずれて、ミュラー筋の助けでまぶたをあけていると、ミュラー筋を刺激しようとして、無意識にまぶたをこすりたくなります。こするとミュラー筋は収縮するので、まぶたはひらきやすくなるのです。そうして何度もこするとミュラー筋が伸びてしまい、歯を噛みしめてミュラー筋を収縮させないと、まぶたがあかなくなります。

45歳くらいまでには、ほとんどの人が腱膜がはずれてミュラー筋が伸び始め、軽度の腱膜性眼瞼下垂症となっていると考えられます。

まぶたの仕組み

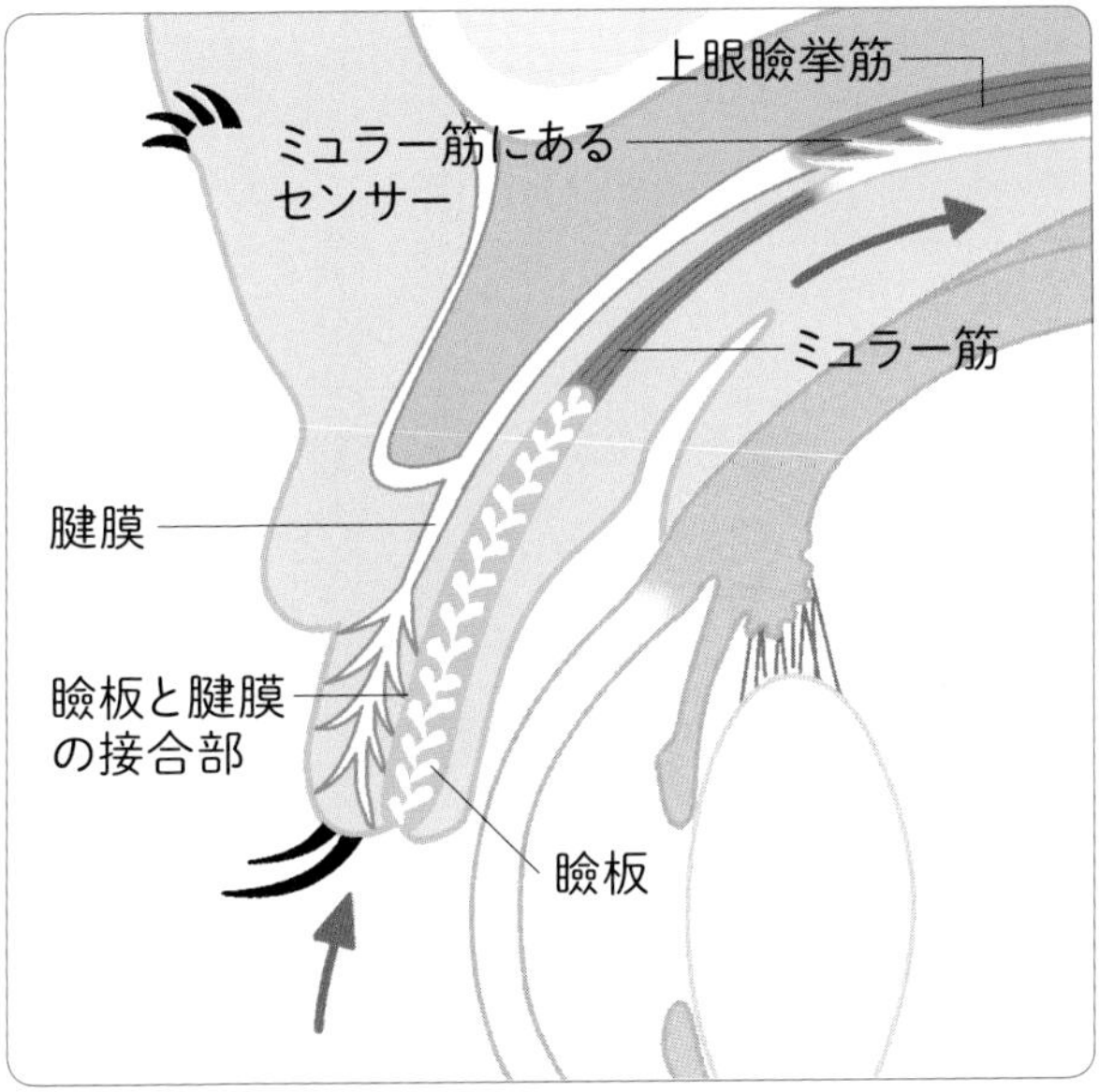

まぶたには、瞼板という薄い板がついている。
この瞼板に腱膜という膜がくっつき、
その膜を上眼瞼挙筋がひっぱることでまぶたが上がる。
腱膜が瞼板からはずれると
ミュラー筋がまぶたを上げるサポートをしてくれる。
ミュラー筋にはセンサーがあり、
まぶたをあけると、刺激が脳の青斑核に伝わる。

年齢とともに「腱膜性眼瞼下垂症」は進行する

まぶたをこすったり、加齢によって、ほとんどの中高年の方は若い頃よりまぶたが下がってきていると言えます。

なかでも、**腱膜がはずれたことで、まぶたがあけられなくなっていく病気を「腱膜性眼瞼下垂症」と呼びます。**

初期の段階は「代償期」と呼ばれ、見た目ではわかりませんが、腱膜が瞼板からはずれている状態です。ミュラー筋はまだしっかり機能していますが、腱膜が目の奥にひっぱられるようになり、「腱膜すべり症」とも言います。この段階では見た目ではわからない方がほとんどですが、自覚症状は出てきます。

そしてさらに進行すると、ミュラー筋が伸びてしまい、「非代償期」となり、どんなに力を入れてもまぶたがあかなくなってきて、まぶたが黒目のほうまで下がってきます。

見た目で判断できますし、見えづらくなるので自覚症状も強くなるでしょう。

一般的には、この「非代償期」を「眼瞼下垂」と呼び、この状態になるとほとんどの場合、手術が必要です。

まぶた以外の筋肉に負担をかけて不調が起こる

まぶたの見た目ではわからない「腱膜性眼瞼下垂症・代償期」の人ですが、**ミュラー筋がひっぱられてしまうことが、じつは体の不調に大いに影響する**ことがわかっています。

まぶたを持ち上げるときには、まぶたの筋肉だけでなく眼球を上に回転させる上直筋も使っています。

つまり、腱膜が瞼板からはずれて、上眼瞼挙筋や上直筋を使ってミュラー筋を強くひっぱってしまうと、前頭筋や後頭筋などの筋肉や体じゅうの筋肉が収縮し、無理をさせてしまうことになります。

その影響で、腱膜性眼瞼下垂症が進むと、体のあちこちにさまざまな不調が現れてくるのです。

たとえば、**まぶたが下がってくると、上眼瞼挙筋を強く収縮させてものを見ようとするため、目の上の奥が痛くなる群発頭痛や眼精疲労が起こりやすくなります。**

後頭筋や前頭筋を収縮させ、眉毛を上げて目をあけようとすることで、**おでこにシワができたり、おでこや耳の後ろに緊張型頭痛も起こります。**

眉毛を上げ続けると、**うなじや肩の筋肉が収縮し、あごが上がったり、首が前へ突き出たりするので、首や肩のこりも出てきます。**

さらに、研究を進めていくと、まぶたのミュラー筋は、筋肉だけでなく脳や自律神経の働きにも深く関わっていることがわかりました。

腱膜性眼瞼下垂症の手術後に患者さんから、「頭痛と肩こりがよくなった」「不眠が解消した」「うつ状態が改善した」といった報告を多く受けましたが、その理由は、ほかの筋肉に負担をかけなくなっただけでなく、脳や自律神経と関係していたからです。

腱膜性眼瞼下垂症の進行過程

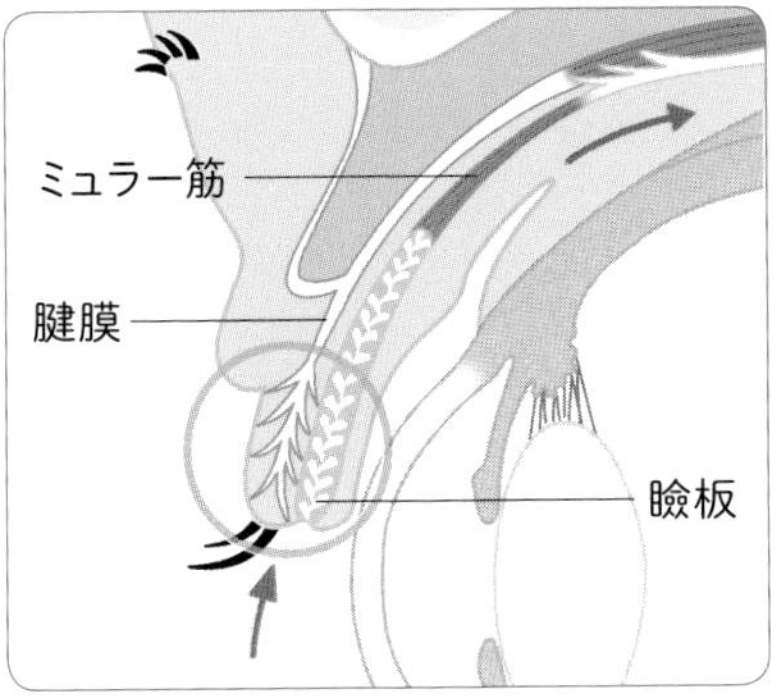

正常な状態。

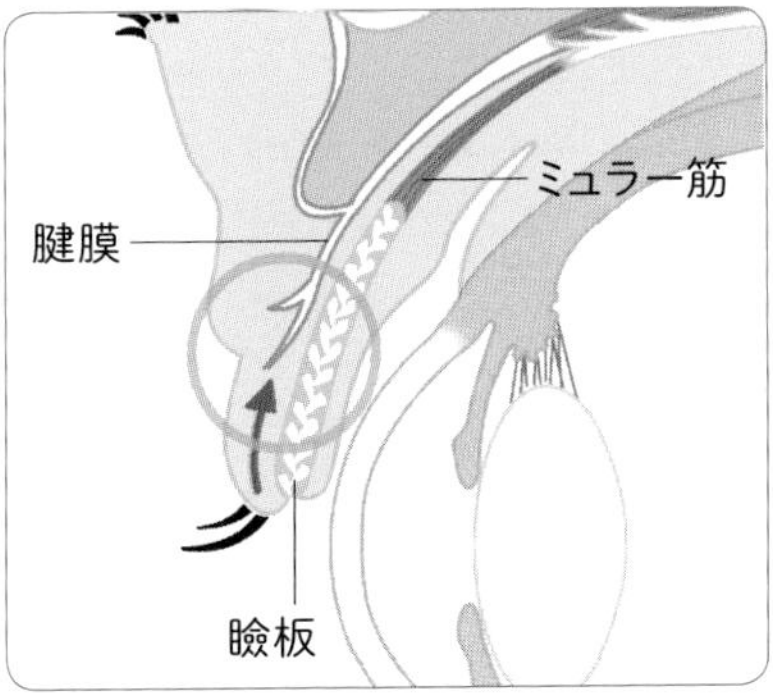

❶ 腱膜が瞼板からはずれ、少しずつ目の奥にひっぱられていく。
→ 腱膜性眼瞼下垂症・代償期（腱膜すべり症）

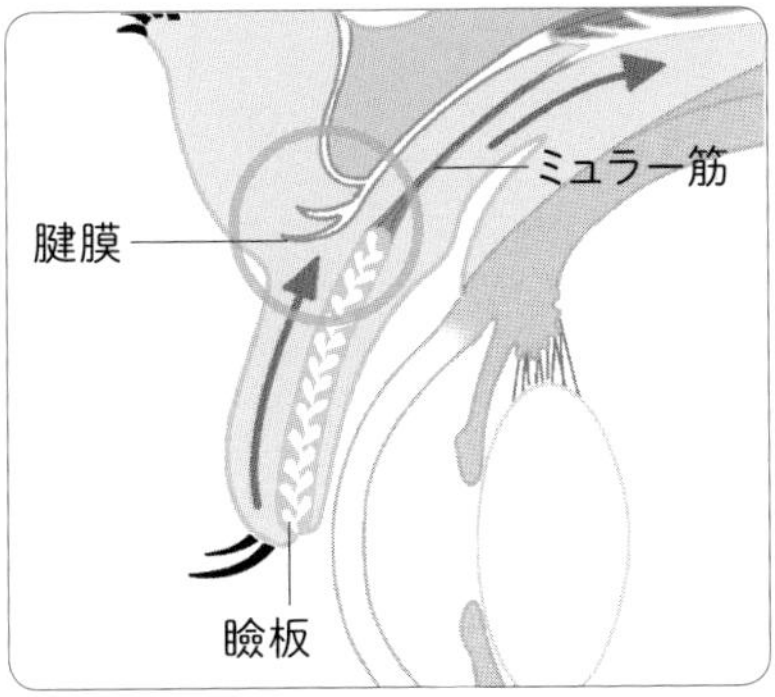

❷ 腱膜が目の奥にひっぱられ、ミュラー筋も伸びた状態。
→ 腱膜性眼瞼下垂症・非代償期

まぶたと脳は密接な関係がある

眠くなったときや朝起きたときに、無意識に目をこすってしまう人は多いと思います。じつはこのとき私たちは、脳を覚醒させるためにミュラー筋をこすっているのです。

ミュラー筋にはセンサーの役割があり、こすることで刺激が脳の覚醒の中枢である青斑核に伝わり、覚醒のスイッチが入るようになっています。

私たちは目をこすって、眠気を覚ましていたというわけです。

腱膜がはずれてミュラー筋の力でまぶたをあけている人は、常にミュラー筋の中のセンサーがひっぱられ、青斑核を刺激している状態と言えます。

この青斑核への刺激は、交感神経の緊張につながるため、刺激が続くと体の不調を引き起こしてしまいます。

交感神経は活発に体を動かすとき、戦闘態勢に入ったときに働く神経です。

ストレスが強くなると、その原因を解決するために、まぶたをあけてミュラー筋をひっぱって覚醒しようとするので、交感神経が優位になります。
そのため、**自律神経に関わる、冷え、イライラ、不眠、疲労、頭痛、うつといった症状につながる**のです。

一方、手術ではずれた腱膜を瞼板に固定すると、がんばってまぶたをあける必要がなくなり、ミュラー筋をひっぱることが少なくなります。その結果、青斑核から交感神経を緊張させることが少なくなり、不調が治まる人が多いのです。

反対に副交感神経は興奮を鎮める神経でリラックスした状態をつくります。

うつ状態や眼精疲労の改善にもつながる

緊張型頭痛や片頭痛を持っている人は、不安障害やうつ状態に悩む人が多いことがわかっています。

まぶたが下がって、ミュラー筋がひっぱられ、青斑核が刺激されると、交感神経が高まり、イライラ、不安、焦燥感などが起こりやすくなります。

このとき、脳がセロトニン（神経伝達物質）を出して感情にブレーキをかけますが、この**セロトニンを使いすぎて足りなくなると、うつ状態になる**と考えられています。

そのため、手術でまぶたがラクにあけられるようになると、セロトニンを使いすぎなくなるのでうつ状態が改善する人が多いのです。

眼精疲労もまぶたと脳の関係から説明できます。

目を酷使しているときは、まばたきが少なくなってまぶたを強くあけている状態で、上眼瞼挙筋を強く縮めてミュラー筋をひっぱっています。

そのため、**目の奥のほうが痛くなり、ミュラー筋から青斑核への刺激が続いて、心や体の疲労感も出てくる**のです。これが眼精疲労です。

まぶたと心身の不調の関係をご理解いただけましたでしょうか？　こうした理由から、「まぶたテープ」をおすすめします。まぶたを上げることでまぶたが軽くなり、まぶたを力を入れてあける必要がなくなります。その結果ミュラー筋をひっぱることが少なくなり、青斑核への刺激が少なくなるため、心身の不調の改善が期待できるのです。

まぶたのミュラー筋と脳の関係

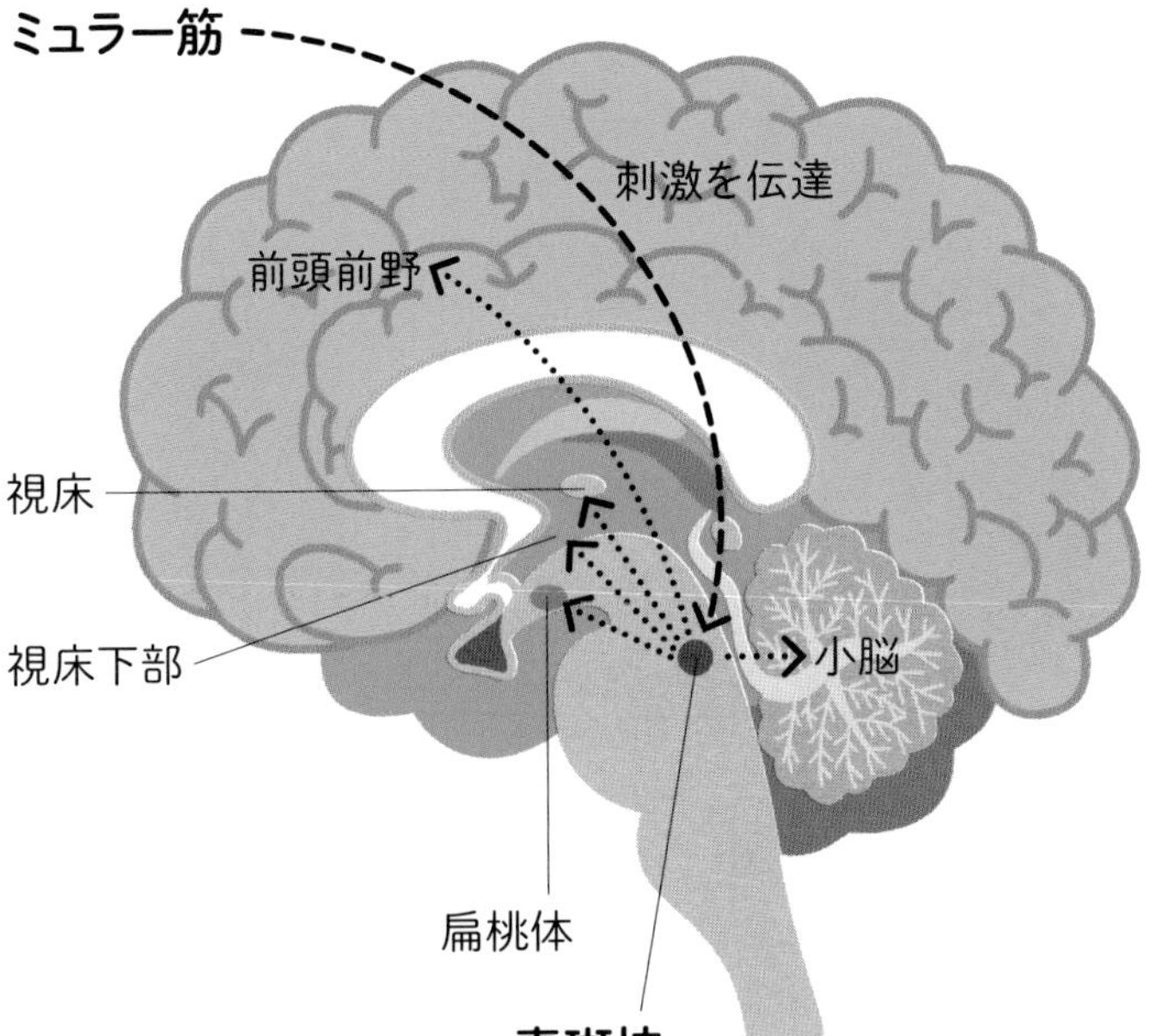

ミュラー筋がひっぱられる
↓
青斑核に刺激が伝わる
↓
青斑核が脳の広範囲に神経伝達物質を出して、
交感神経を刺激

▼
▼

イライラ、焦燥感、不眠、うつ状態、疲労感

まぶたをあけるときは歯も使っている

腱膜性眼瞼下垂症が進行すると、目の上の奥にある上眼瞼挙筋に力を入れてミュラー筋をひっぱるだけでは足りず、噛みしめたり、舌で歯を押して、まぶたをあけようとします。

鏡でご自分のまぶたを観察すればよくわかりますが、口をあけたときと歯を噛みしめたときでは、歯を噛みしめたときのほうが、まぶたが上がります。

これは**歯の下にある歯根膜《しこんまく》から青斑核を刺激し、交感神経を緊張させることで、ミュラー筋を収縮させる**からです。

歯根膜にはミュラー筋のようなセンサーがあり、噛みしめると脳幹の青斑核に伝わります。

そのため、腱膜性眼瞼下垂症の人は、まぶたをあけるために噛みしめることが増えるのです。

その結果、**歯が浮き、舌の周りに跡がついてギザギザしている咀嚼筋《そしゃくきん》（あ**

ご横の咬筋《こうきん》とこめかみの側頭筋）が原因の頭痛が起こる、顎関節を痛める、
歯周病になるといった症状が出やすくなります。

歯 → 青斑核 → まぶたへ

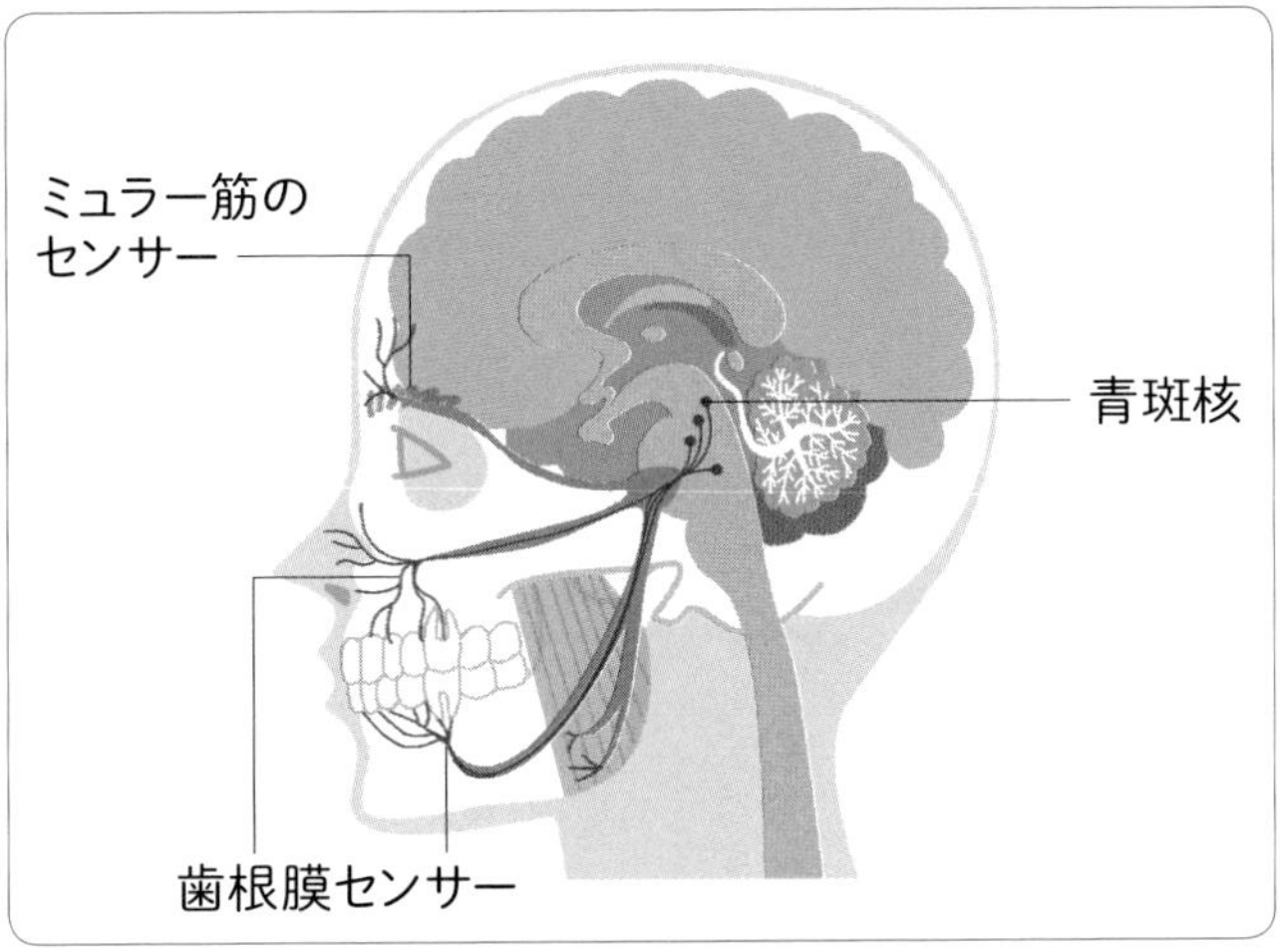

まぶたがあかなくなると、歯を噛みしめて
歯根膜センサーから青斑核に刺激が送られる。
その結果、交感神経が緊張して、
まぶたのミュラー筋が収縮し、
まぶたが上がるようになるが、
頭痛などの症状が出やすくなる。

まぶたを力を入れてあけれぱ不調が起こる

ここまでお話ししてきたことをまとめると、まぶたが原因で起きる症状は、次の5つに分けられます。

1 上眼瞼挙筋が収縮して起きる→群発頭痛

2 ミュラー筋のセンサーがひっぱられて、筋肉が収縮して起きる→緊張型頭痛、肩こり、首こり

3 ミュラー筋のセンサーがひっぱられて、青斑核が刺激されて起きる→不安障害、片頭痛、うつ、不眠、イライラ、自律神経失調症

4 歯を噛みしめてミュラー筋を収縮させるために起きる→こめかみの片頭痛、顎関節症、歯周病

5 まぶたが原因で起きる症状と類似症状→眼精疲労、更年期障害

いずれもまぶたをテープで軽くすれば改善することが期待できます。

1 上眼瞼挙筋が収縮して起きる

群発頭痛

パソコンの画面を長時間見ながら作業をするなど、まばたきをあまりしないと、上眼瞼挙筋が縮みすぎて疲労物質である乳酸がたまってきます。乳酸は血管を拡張させ、上眼瞼挙筋の血管の壁に三叉《さんさ》神経がついている人はズキズキ痛みます。これが上眼瞼挙筋が収縮して起きる群発頭痛です。

群発頭痛は、一度痛み始めると、痛みが一定期間続きます。その後、しばらくすると再び同じような頭痛におそわれます。頭痛の起こっている群発期以外の期間はまったく痛みは生じません。ただし、なかにはいつも痛む慢性群発頭痛の人もいます。

また、まぶたを強くあけ続けると、上眼瞼挙筋が疲れて、目の上の奥が痛くなります。これは眼精疲労のときによく起こる症状です。

まぶたがラクに上がるようになると、これらの症状は改善します。

2 ミュラー筋のセンサーがひっぱられて、筋肉が収縮して起きる

緊張型頭痛

腱膜性眼瞼下垂症の人は、ミュラー筋のセンサーが強くひっぱられ、**後頭筋や前頭筋がいつも収縮して、まぶたを上げようとするため眉毛が上がっています。**

また、**まぶたをあけるために歯も噛みしめてしまうので、側頭筋も収縮**しています。

筋肉が緊張することで起こる緊張型頭痛には、腱膜性眼瞼下垂症が無関係ではないのです。

肩こり、首こり

腱膜性眼瞼下垂症のため、眉毛が上がりがちになると、目が上を向く刺激と勘違いして、あごを上げる筋肉である僧帽筋《そうぼうきん》（首から肩、背中にかけて広

がる大きな筋肉）まで一緒に縮みます。

僧帽筋が縮むと、猫背になり、あごを突き出したスタイルになります。そのため、肩こりや首こりが起こるのです。

まぶたを上げるときに、筋肉への負担が少なくなると肩こりや首こりも減るでしょう。

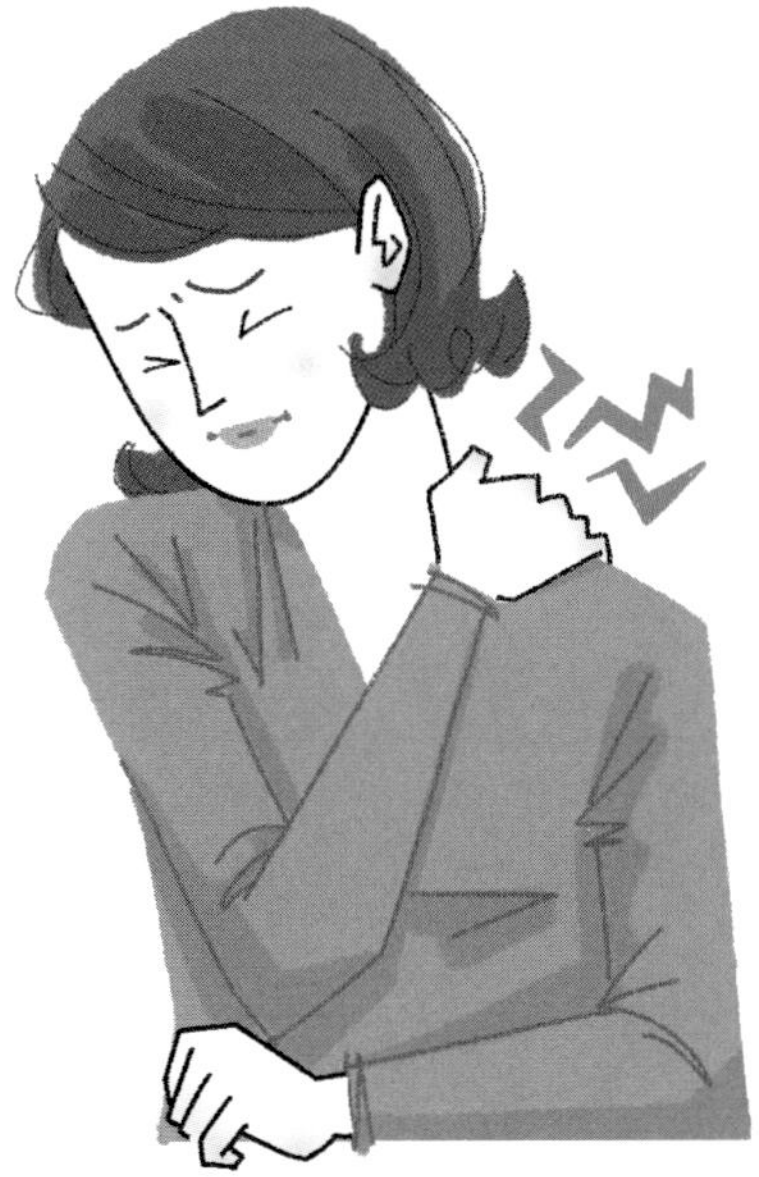

3 ミュラー筋のセンサーがひっぱられて、青斑核が刺激されて起きる

不安障害

不安障害は、強い不安や恐怖感が特徴で、全般性不安障害・パニック障害・強迫性障害・心的外傷後ストレス障害（ＰＴＳＤ）などに分類されます。

不安障害の原因は、青斑核が過剰に刺激されるためと考えられています。

腱膜性眼瞼下垂症で青斑核が刺激され、脳が覚醒して体じゅうの筋肉に力が入り、交感神経が緊張すると不安が生じます。

そのため、まぶたがラクに上がって青斑核への刺激が少なくなると、不安が改善する可能性があるのです。

片頭痛

片頭痛は、血管が拡張することで起こり、頭の片側がズキズキと痛みます。

青斑核が刺激されすぎると、脳はセロトニンという神経伝達物質を出し、青斑核の活動にブレーキをかけます。

しかし、**セロトニンを出しすぎると、脳底動脈が縮み、脳幹に血液が十分にいかなくなり、めまいや閃輝暗点《せんきあんてん》（視界の中に歯車のようなキラキラが見える）が起こります。**

片頭痛は、少なくなった血流を戻そうと脳の血管を拡張させたときに、ズキンズキンと痛むと考えられます。

また、まぶたがあきにくいと、歯を噛みしめて、後頭筋、前頭筋、顔面表情筋、咀嚼筋の過剰な収縮が起きます。

その結果、**疲労物質の乳酸がたまり、血管が拡張します。そして血管に痛みを感じる神経がついている人は、ズキズキする片頭痛が現れる**のです。

うつ状態

青斑核が刺激され、興奮しすぎると、イライラや不安、焦燥感、不眠などが起きます。

そこで、セロトニンを出してブレーキをかけますが、**セロトニンを使いすぎて足りなくなってくると、うつになる**と考えられています。

まぶたが黒目まで下がる腱膜性眼瞼下垂症・非代償期が原因のうつ状態の場合、まぶたを上げてミュラー筋をひっぱることが少なくなり、青斑核を介して前頭葉が刺激されにくくなって起こることも考えられます。この場合、いつも眠い、頭がスッキリしないという症状も現れます。

不眠

小さな子どもはまぶたを閉じると、すぐに眠ってしまいます。

これは、腱膜が瞼板からはずれていないので、まぶたを閉じると、ミュラー筋への刺激がなくなるためです。

しかし、腱膜が瞼板からはずれた大人は、まぶたを閉じただけでは眠れなくなってしまいます。

まぶたを閉じていても、眼球が上を向くとミュラー筋がひっぱられるため、青斑核が刺激されて目が冴えてしまうのです。

まぶたと睡眠は深い関係があるのです。

自律神経失調症

自律神経失調症は、交感神経と副交感神経のバランスが崩れることで起こります。

具体的な症状は、動悸、手汗、息切れ、めまい、頭痛、倦怠感、不眠、食欲低下、下痢・便秘、肩こり、冷え、イライラなどです。

交感神経と副交感神経のバランス

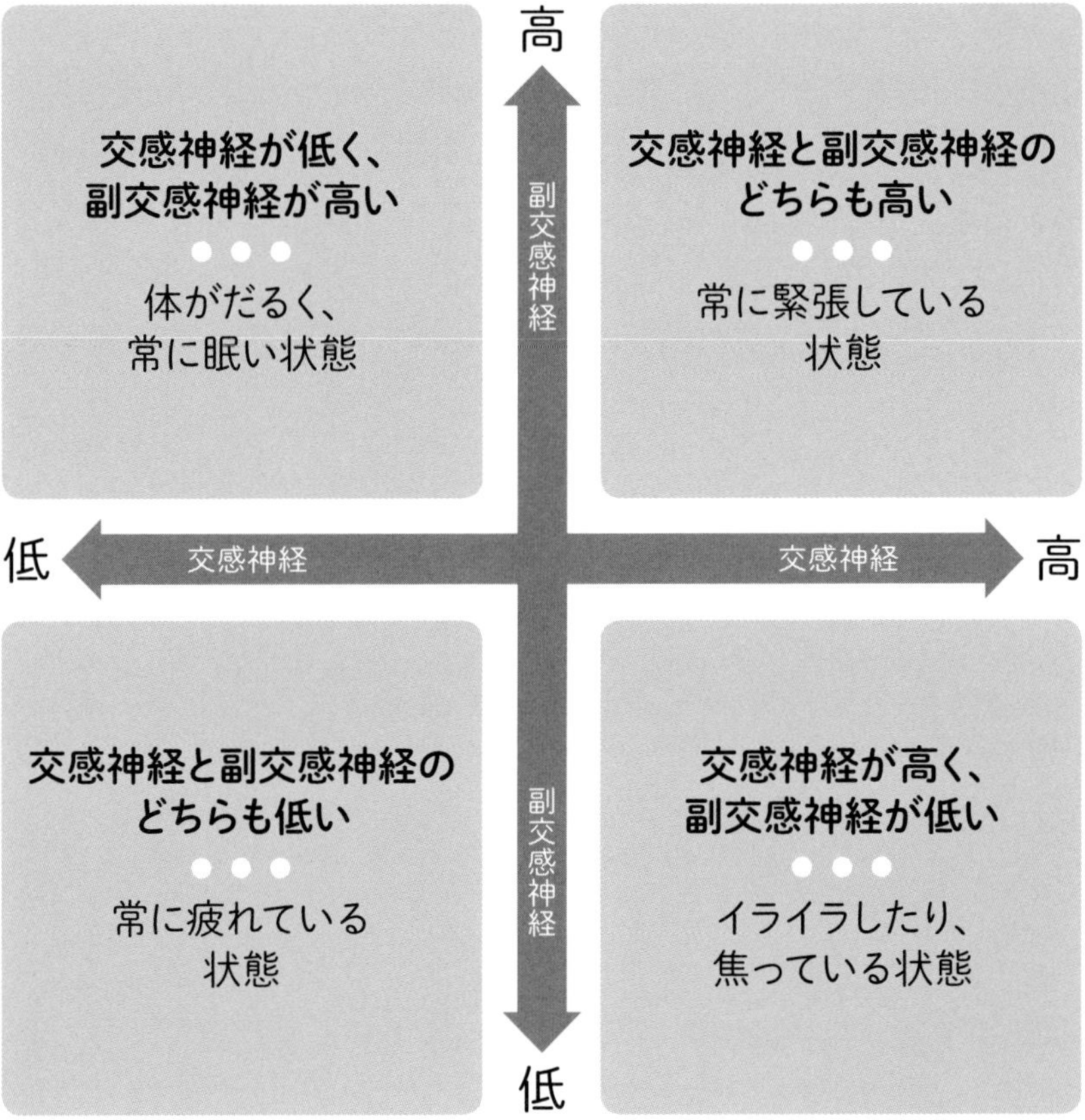

まぶたを強くあけて**ミュラー筋のセンサーをひっぱり、青斑核を刺激すると、交感神経が緊張して優位になります。**

一方で、まぶたを強くあけると、**眼球がひっこみ、眼球の後ろにある毛様体神経節が刺激され、副交感神経が優位になる**タイプの人もいます。

そのため、腱膜性眼瞼下垂症が原因の自律神経失調症は、交感神経だけが優位になるとは限らず、副交感神経が優位の症状も見られます。

4 歯を噛みしめてミュラー筋を収縮させるために起きる顎関節症

顎関節症では、口の開閉や食べるときに、耳の前の顎関節が痛み、口が大きくあけられなくなったり、「カクカク」「ザラザラ」といった雑音がします。

顎関節症の主な原因は、歯ぎしりや噛みしめです。

まぶたがあきづらくなると、歯を噛みしめて、歯根膜のセンサーから青斑核を刺激し、交感神経を緊張させて、まぶたのミュラー筋を刺激し、まぶたを上げやすくするという動きになります。

そのため、腱膜性眼瞼下垂症になると、噛みしめから顎関節症を引き起こすことが多いのです。

歯周病

歯周病は、歯周病菌による感染症が原因といわれています。細菌による感染によって、歯の根元に炎症が起こり、病状が進んでいきます。

腱膜性眼瞼下垂症で**まぶたがあけにくいために、歯を噛みしめると歯根膜を圧迫し続けるため、歯茎や歯根の周囲の骨や毛細血管の血流が悪くなってしまいます**。

これが歯周病を悪化させる原因のひとつだと考えられます。

つまり、まぶたをテープや手術で上げることは歯周病の予防にもなります。

5 まぶたが原因で起きる症状と類似症状

眼精疲労

長時間、スマホやパソコンを凝視し続けると、目の上の奥のほうが強く痛み、目がショボショボして顔面がこわばります。

さらに、こめかみや後頭部に頭痛が起き、肩や首がこり、全身がだるく、疲労感などの症状が続く状態を、眼科では眼精疲労と呼んでいます。

私は**眼精疲労とは瞼精疲労《けんせいひろう》であり、眼球自体が疲れるのではなく、まぶたを努力してあけることに疲れるために起こる**と考えています。

眼球は目をあけるとひっこみますが、目を酷使しているときは、まぶたを一生懸命あけようとして眼球がひっこんだ状態が続きます。その結果、ミュラー筋のセンサーをひっぱる上眼瞼挙筋と、それをサポートする外眼筋が収縮するため、目の上の奥のほうが痛くなるのです。

目が疲れるだけでなく歯が浮くという人もいます。これは、歯をグッと噛みしめ続け、ミュラー筋を助けようと交感神経を緊張させているからです。

噛みしめ続けると、こめかみの片頭痛にもつながります。

疲労感や不眠などの症状が続くのは、ミュラー筋からの青斑核への刺激が続いているからです。

腱膜性眼瞼下垂症の人は、**まぶたをあけるのにまぶたの力や歯の力を必要**

以上に使わなければならず、瞼精疲労を起こしやすいと言えます。

更年期障害

女性の更年期障害は、閉経前後10年くらいの間に女性ホルモンが急激に減少することで起こる不調です。

女性ホルモンが減ると青斑核が興奮し、ホットフラッシュや冷え、動悸・息切れ、頭痛・めまい、不眠、イライラ、不安、肩こり、腰痛などの症状が起こります。

ところが、**腱膜性眼瞼下垂症になって青斑核が刺激されることが、更年期障害を悪化させている**可能性もあります。発病年齢が同じ頃なので、混同されていることもありますので、まぶたが原因なのか注意しましょう。

不調がみるみる改善する「まぶたテープ」

ここまでお話ししてきたように、まぶたが原因のさまざまな不調を改善するためには、まぶたをラクにあけられるようにするしかありません。

進行した腱膜性眼瞼下垂症を治すには手術が必要ですが、自覚症状がない代償期の場合、身近なものを使って、簡単にまぶたを上げる方法があります。

それが今回ご紹介する「まぶたテープ」です。

眉やおでこにテープを貼って、まぶたを引き上げて軽くすると、まぶたをあけるミュラー筋を強くひっぱらなくなるため、不調が改善することが期待できます。

ただし、「まぶたテープ」を貼ってまぶたを上げても、はずれてしまった腱膜と瞼板がくっつくわけではなく、伸びてしまったミュラー筋が元通りになることはありません。

そのため、「まぶたテープ」によって、まぶたが黒目の上まで下がった腱

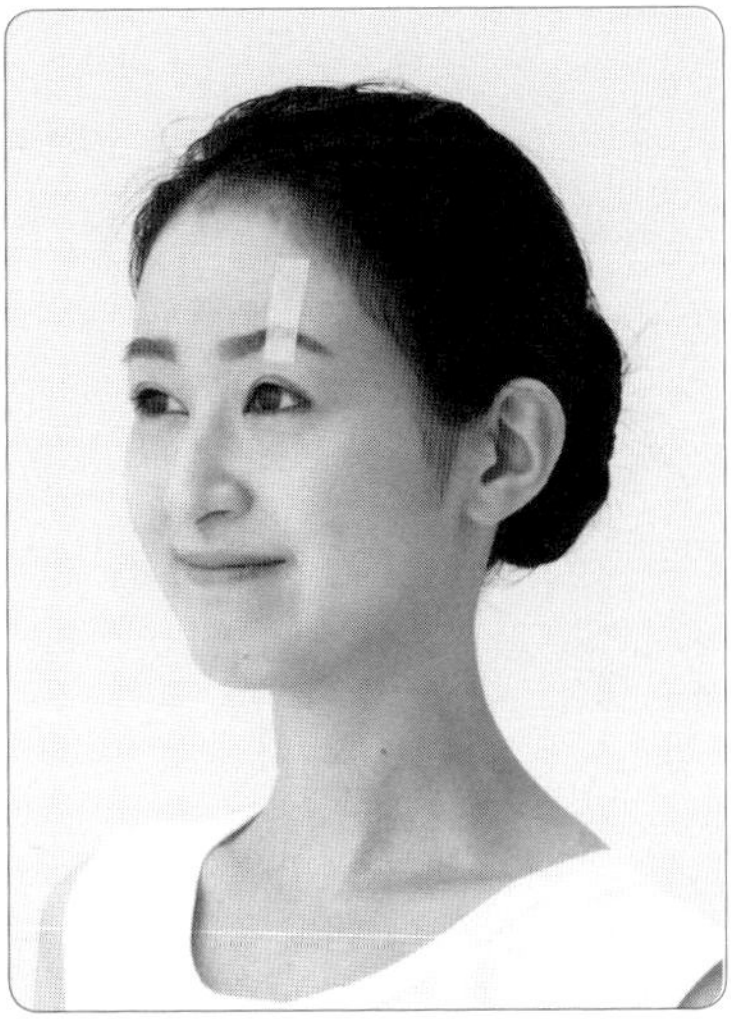

膜性眼瞼下垂症を治療することはできません。

しかし、テープの力によって、ミュラー筋への負担が減り、顔や頭の筋肉、肩の筋肉もゆるむため、肩こり、頭痛、眼精疲労といった不調がやわらぐ人が多いのです。

青斑核への刺激が少なくなると、自律神経の乱れも整います。

＊ただし、「まぶたテープ」を貼ると不調が改善するものの、はずすとリバウンドで症状が悪化するような方は手術で対応するほうがよいでしょう。また、黒目の上までまぶたが下がった方で、アルツハイマー型認知症が増え始める65歳以上の方にはおすすめできません。アルツハイマー型認知症を予防するには、脳の血流を増やすことが大切で、青斑核への刺激が必要だからです（P106で詳しくお話しします）。

Column

症状が進行した人は手術が必要

まぶたが黒目までかかってしまうなど、腱膜性眼瞼下垂症が見た目でわかる人は、「まぶたテープ」を使うのではなく、手術をおすすめします。

腱膜性眼瞼下垂症の手術では、まずまぶたの状態を診断するために、重りを使った負荷テストを行います。

まぶたの二重の線の上あたりに重りを1g、2g、3gと貼りつけていき、まぶたをあけようとするとどうなるかを調べるのです。

腱膜とミュラー筋が伸びてしまった患者さんは、1gか2gの重りをつけると眉毛は上がりますが、まぶたをあけることができません。

しかし、歯に力を入れてもらうと、ミュラー筋が収縮するのでなんとかまぶたをあけられるようになる人が多いです（手術後は、3gの重りでまぶたをあけられるようになります）。

ほかにも、どの筋肉が収縮しているか判断するサーモグラフィ検査、脳血流検査などを行って、患者さんのまぶたの状態を細かくチェックします。

腱膜性眼瞼下垂症の手術は、はずれた腱膜を瞼板に固定するのが基本です。まぶたの手術によって、ミュラー筋のセンサー感度を落として、青斑核を介する緊張を減らすことができるため、原因がわからなかった頭痛、肩こり、不眠、うつ状態などが改善します。

これまで一般的に行われてきた手術は、ミュラー筋を瞼板に縫いつけるというものでした。

しかし、センサーであるミュラー筋を縫いつけても、自律神経のバランスの乱れから生じる症状は改善しません。

そこで私は、ミュラー筋を温存する「腱膜固定術」を開発しました。

これは、二重まぶたのラインに沿ってまぶたを切開して、伸びてしまった上眼瞼挙筋の先についている腱膜を瞼板に縫いつけるという方法です。必要に応じて、まぶたをあけるときの抵抗となっている組織を減らします。

私のクリニックの場合、手術時間は1～1・5時間ほどで、ほとんどの患者さんが左右のまぶたを同日に行います。

術後はこれまでの不調が改善するほか、目元がぱっちりして顔の印象が変わり、「若返った」と喜ばれる方も多いです。

また、美容手術で二重まぶたにする埋没法を受けて、ミュラー筋センサーに多くの糸がかかってしまうケースがあります。

そういった方は、まぶたをあけるとき、ミュラー筋に過剰な伸展が起こり、青斑核が強く刺激されることで、頭痛、肩こり、自律神経失調が起こっている場合があります。

二重まぶたの手術のあとで心身の不調が起こっている方は、ミュラー筋センサーの感度を下げる手術も可能ですので、ご相談ください。

第2章

あなたの
まぶたの状態を
チェックしよう!

自覚症状がなくてもまぶたは下がっている

まぶたが黒目まで下がってきて、視界が悪くなったり、見た目でも明らかな腱膜性眼瞼下垂症の方を除いて、自分のまぶたの構造が壊れているという自覚がある人はまれです。

しかし、第1章でも述べたように早い人では20代後半からまぶたの構造が壊れ始め、45歳以上のほとんどの人は腱膜が瞼板からはずれてミュラー筋が伸び、無意識のうちに力を入れて、ミュラー筋を縮めてまぶたを上げている状態と言えるでしょう。

まぶたを力を入れてあけている人は、大きく分けて次の3タイプです。

①**二重が広くなり目の上がくぼむ「二重まぶた」タイプ**
②**眉毛を上げてまぶたをあけている緊張性頭痛が多い「一重まぶた」タイプ**
③**まぶたを閉じる眼輪筋が縮んでいる「眼瞼けいれん」タイプ**

あなたのまぶたがどのタイプにあてはまるか、チェックしてみましょう。

第2章
あなたのまぶたの状態をチェックしよう！

まぶたが下がっている兆候

check 話をしているときに、眉毛を上げたり下げたりしていませんか？

check おでこに横ジワがありませんか？

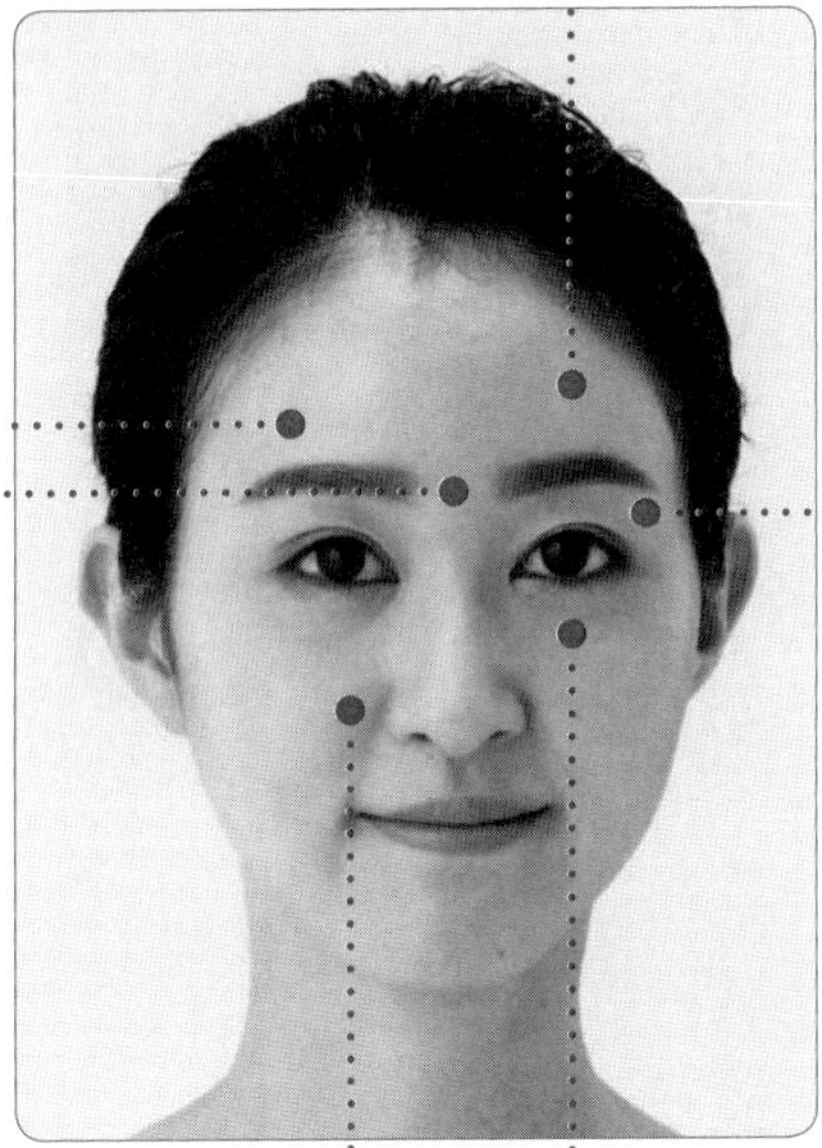

check まぶたは黒目にかかっていませんか？

check 眉間に縦ジワをよせて、しかめっつらをしていませんか？

check 目袋ができていませんか？

check 鼻のわきのシワ（ほうれい線）が深くなっていませんか？

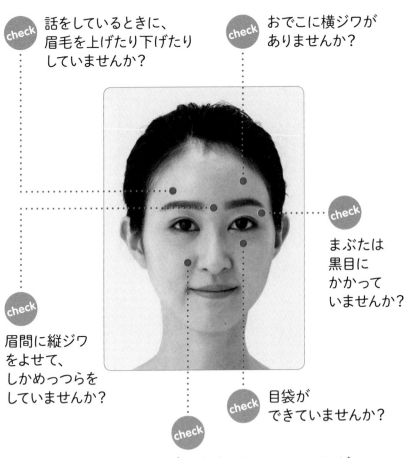

腱膜性眼瞼下垂症チェック

自己診断

＊複数の項目にあてはまる人は要注意です。

＊なりやすい人

□ 目を覚ますためにいつもまぶたをこする
□ コンタクトレンズを使っている
□ 花粉症などのアレルギーがある
□ アイメイクをする
□ 逆さまつげがある
□ よく泣く（涙もろい、泣くとリラックスできる）
□ アトピーでかゆみがある
□ 水泳で長くゴーグルを使用している

＊症状

□ 目が疲れる
□ 頭痛持ちである

第2章
あなたのまぶたの状態をチェックしよう！

□ 肩こりに悩まされている
□ 食事をすると眠くなる
□ 頭がスッキリしない
□ 歯が浮く、顎関節が痛い
□ 歯を食いしばっている
□ 舌が疲れる、舌が痛い
□ まぶしさに弱い
□ 朝、なかなかまぶたがあかない
□ 手やワキに汗をかく
□ ドキドキする
□ まぶたを閉じているほうがラク
□ 疲れて元気がでない
□ 気持ちが沈むことが多い

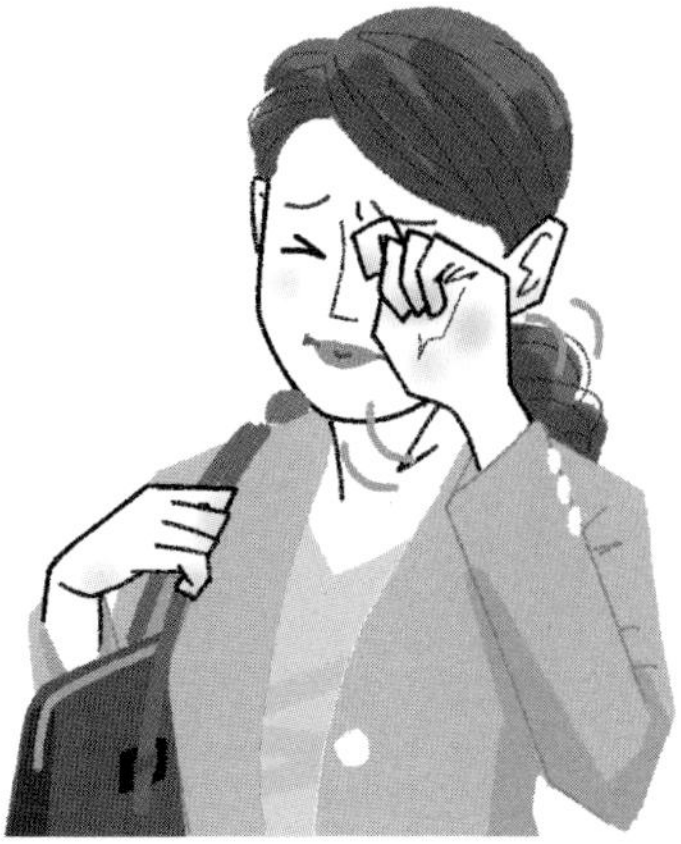

まぶたをこすることがまぶたを下げる

第1章でもお伝えしましたが、まぶたが下がる主な原因は、まぶたをこすることで腱膜が瞼板からはずれ、ミュラー筋が伸びてしまうためです。

そのため、メイクをしたり、コンタクトレンズをすることでまぶたに触れる機会が多いと、腱膜性眼瞼下垂症になりやすくなります。

また、花粉症などのアレルギーやアトピーがあり、かゆくて目をこすってしまう人も、腱膜性眼瞼下垂症を引き起こしてしまう可能性が高くなります。よく泣く人や逆さまつげがある人も、目をこする回数が多くなるので、まぶたは下がりやすくなります。水泳で小さいゴーグルを長く使っていた人も、まぶたを目の奥に押しこむため、腱膜が瞼板からはずれやすくなります。

ミュラー筋を縮めることでさまざまな症状が出る

腱膜性眼瞼下垂症で頭痛や肩こり、目の疲れ、噛みしめなどが繰り返し起こるのは、第1章で述べたとおりです。腱膜が瞼板からはずれ、まぶたを上

げるためにミュラー筋や顔や頭の筋肉を使うため、体に不調が現れます。

なぜか舌が疲れる、舌が痛いという人は、無意識に舌で歯を押しているからです。舌で歯を押すことで、歯根膜のセンサーを押し、青斑核を刺激して伸びたミュラー筋を縮め、まぶたをあけようとしているのです。こういう方は鏡で舌を見ると、赤くなっているところがあったり、周囲にギザギザができていたり、歯並びが変形してしまうこともあります。

また、まぶたがしっかりあいていないと、視界を広げようとして、あごが上がり気味に。写真撮影で「あごを引いて」と言われる人は要注意です。

まぶしさに弱くなるのは、ミュラー筋に負担がかかると交感神経が緊張し、瞳孔が大きくなって、黒目（瞳孔）に光が入りやすくなるからです。

交感神経が緊張すると、手に汗をかいたり、ドキドキする人もいます。

食事のあとに眠くなるのは、交感神経の緊張が解けるとミュラー筋がゆるみ、センサーがひっぱられなくなるからです。

まぶたを閉じているほうがラクという人は、腱膜性眼瞼下垂症がかなり悪化していると言えるでしょう。

①

二重まぶたタイプ

自己診断

□ 二重の幅が広くなった
□ 疲れると目の上が落ちくぼんでくる
□ 眠そうな顔、怖そうな顔だと言われる
□ 眉毛の位置が上がって、額にシワが寄る
□ 三白眼やギョロ目になった
□ 目の下に目袋ができた

見た目の変化としては、腱膜が瞼板からはずれて上にずり上がっていくと、まぶたの皮膚をひっぱりこむ位置が上がっていくので、**二重の幅が広くなったり、目の上がくぼんだりします。**

目の上がくぼむと、腱膜が奥に入り、眼球の裏側から眼球の周りの脂肪を押し出し、**目の下に袋状のふくらみができます。**

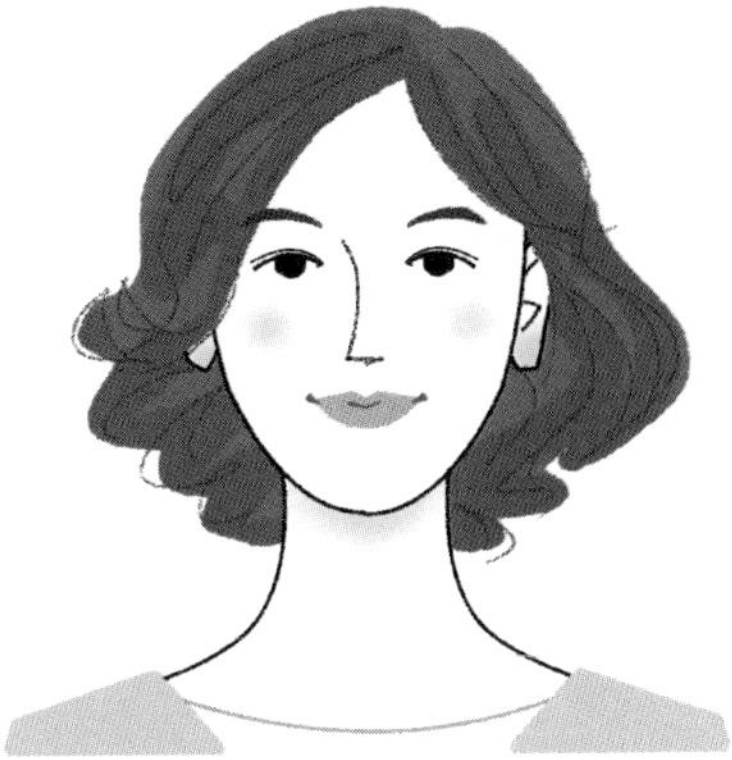

こういった変化は、加齢のためではなく、腱膜性眼瞼下垂症が原因であることも多いのです。

また、**力を入れてまぶたをあけているため、怖い顔になったり、まぶたが開きづらいときは、眠そうな顔になったりもします。**

上眼瞼挙筋の力だけではまぶたがあかなくなると、眼球を上に向ける筋肉（上直筋）を使いますが、眼球が下を向いてしまわないよう、下直筋も使います。そうすると、**下まぶたがひっぱられて三白眼になり、さらに進むとギョロ目となります。**

この時点では、腱膜性眼瞼下垂症がかなり進んでいると言えるでしょう。

② 一重まぶたタイプ

自己診断

- □ 上まぶたのまつげが下を向いている。ビューラー（まつげをカールさせる道具）がかけられない
- □ 眉毛を上げないと目を大きくできない
- □ まぶたを閉じても眉毛が上がっていて、人さし指で眉毛をギュッと下に押さえつけると、まぶたがあかない
- □ 後頭部（耳の後ろ）や前頭部（おでこ）に緊張型頭痛がある
- □ 肩こりが子どもの頃からある

一重まぶたの人は、二重まぶたの人に比べると、構造的にまぶたがあけにくくなっています。

二重まぶたの人の腱膜は、３つの層に分かれていて、一番深い層は瞼板にくっついて瞼板を持ち上げ、中間の層は瞼板の前の皮膚に付着して二重をつ

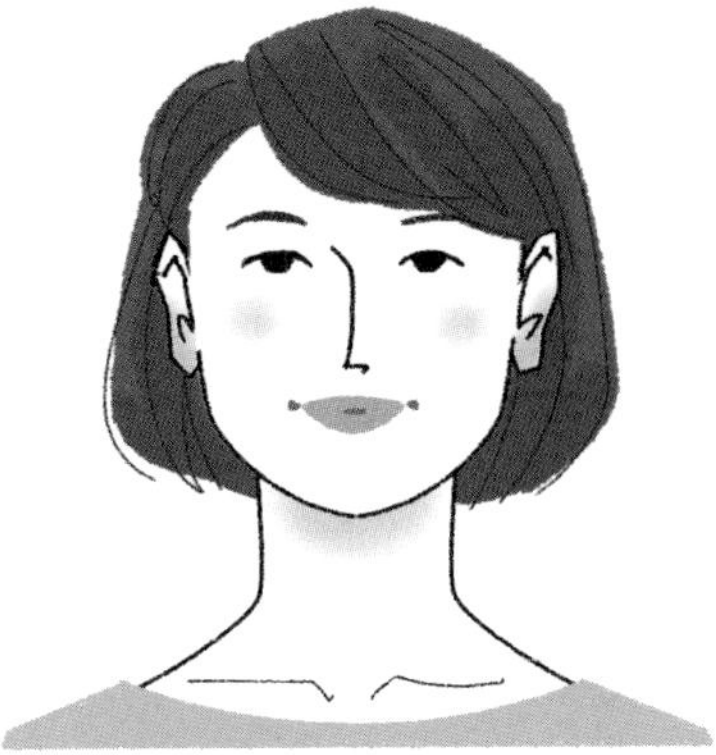

くってまつげを持ち上げ、一番浅い層は目の上の脂肪を持ち上げています。

一重まぶたの人の腱膜は、瞼板の前の皮膚に付着する中間の層がないので二重にならず、まつげを持ち上げることもできません。

そのため、おでこにシワを寄せて前頭筋を収縮させて眉毛を持ち上げないとまぶたがあかないのです。

一重まぶたの人は、額や後頭部の筋肉を縮めたり、歯を噛みしめて眉毛を上げているため、緊張型頭痛に悩まされている人も多いです。

また、まぶたをあけようとして、まぶたをこすることが多くなるので、腱膜性眼瞼下垂症にもなりやすいと言えます。

③ 眼瞼けいれんタイプ

自己診断

＊症状

- □ 疲れるとまぶたがピクピクする
- □ 目がショボショボする
- □ まぶしい
- □ ドライアイがある
- □ 起きている状態より寝ている状態のほうがまぶたがあきやすい
- □ 下を向くのはラクだが、上を向くのはつらい
- □ 片目あきを強くするとまぶたがピクピクする
- □ 眼球が固まったようになって上や左右に動きにくい
- □ 不眠があり、過労でまぶたのけいれんが悪化する
- □ 乱視が進んだ
- □ ゆううつ感がある

＊見た目の変化

- □ しかめっ面になっている
- □ 腱膜性眼瞼下垂症なのに、眉毛が上がっていない
- □ 涙袋がある
- □ 下まぶたの内側に眼輪筋の寄りジワがある
- □ 眉間に縦ジワがある
- □ たれ目になった
- □ 目尻のシワ（カラスの足跡）が深くなった
- □ 小鼻の横ジワ（ほうれい線）が深くなった
- □ 二重が消えてきた
- □ 上を向いたとき、三白眼にならない

腱膜性眼瞼下垂症が進行した状態

ふだんからしかめっ面になっている人は、まぶたをあけようとして、目の

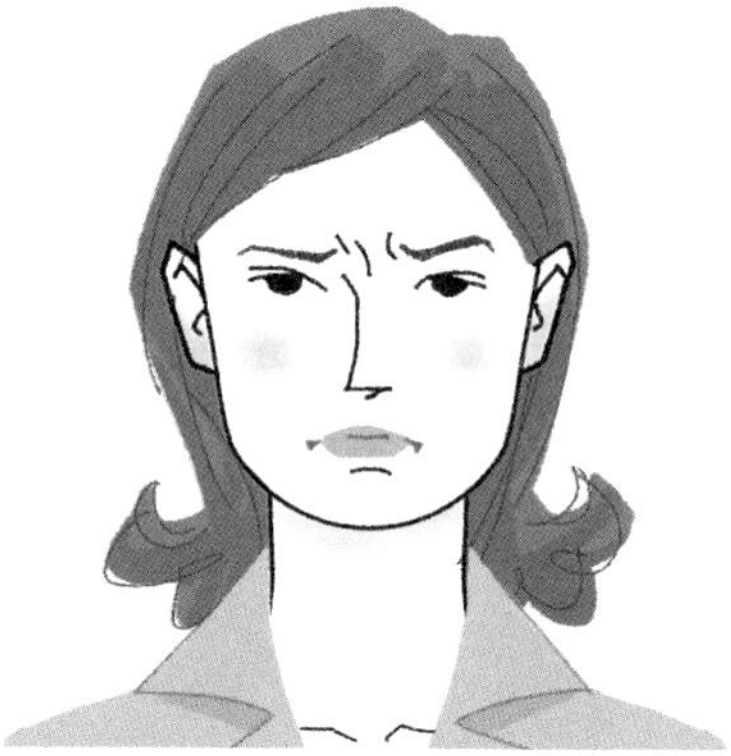

周りの眼輪筋や眉の内側の皺眉筋《すうびきん》が勝手に縮んでいることが原因です。

この状態を私は「眼瞼けいれん」と呼んでおり、腱膜性眼瞼下垂症の症状が進んで、一生懸命まぶたをあけて、ミュラー筋のセンサーを強くひっぱると起きます。このタイプの人は「まぶたテープ」も有効ですが、私のクリニックのように眼瞼けいれんの治療を専門とする医療機関を受診してください。

まぶたをあける筋肉が閉じる筋肉に負けたり、勝ったりすると、**まぶたがピクピクするようになり、悪化するとまぶたがまったくあかなくなります。**けいれんしたまぶたが角膜を変形させて、圧迫性の乱視が進むこともあります。

見た目の変化では、**しかめっ面になることで、目の周り、おでこ、鼻の横などのシワが増え、老けて見えるようになります。**

第3章

「まぶたテープ」でまぶたを上げて軽くし、不調を改善！

「まぶたテープ」が発揮するすごい力

腱膜性眼瞼下垂症は、手術で治すことができます。下がったまぶたが上がり、ミュラー筋のセンサーが強くひっぱられることがなくなり、青斑核への強い刺激による心身の不調もなくなります。

そのため、手術によって頭痛、肩こり、眼精疲労、イライラ、不眠、冷え、うつといった症状がよくなったという報告も多いのです。

しかし、**まぶたが下がっている自覚がない、軽度の腱膜性眼瞼下垂症（代償期）の方は、「まぶたテープ」でまぶたを上げ、軽くすることで、まぶたの負担を軽減し、心身の不調の改善が期待できます。**

おでこや眉毛にテープを貼って、まぶたを持ち上げると、顔や頭の筋肉が縮まなくなり、肩こりや頭痛が軽減します。

さらに、ミュラー筋のセンサーを刺激する量が減り、青斑核を刺激することも少なくなるので、自律神経の乱れが整い、イライラや不眠や冷え、うつといった症状も改善されるのです。

眉やおでこにテープを貼るだけ

まぶたを引き上げるために使用するテープは、医療でも使われるような、肌に優しいサージカルテープがおすすめですが、肌が強い人はセロハンテープでもよいでしょう。

テープはいつ貼ってもよく、そのまま眠っても問題ありません。

ただし、テープを貼ったまま出かけると、周囲の人からビックリされるのでご注意を。家にいるときに貼っていただくだけでも効果は表れます。

また、パーミロールという無色透明のテープは目立たないので、前髪がある方は、おでこに貼って、前髪で隠しておくという方法もあります。

テープの効果は、早い人は貼ってすぐに表れます。

テープを貼ってから、次のような症状が改善した方は、不調の原因がまぶたにあったことをおわかりいただけると思います。

●頭痛

●**肩こり**
●**眼精疲労**
●**イライラ**
●**不眠**
●**冷え**
●**うつ**……など

「まぶたテープ」の効果は、こうした腱膜性眼瞼下垂症による青斑核への刺激に伴う不調を解消したり、やわらげることにあります。

一方、しばらくテープを貼り続けても、心身の不調の変化が感じられない方は、まぶた以外の原因で起こっていると考えられます。それぞれの医師に相談するなどしましょう。

用意するもの

テープ

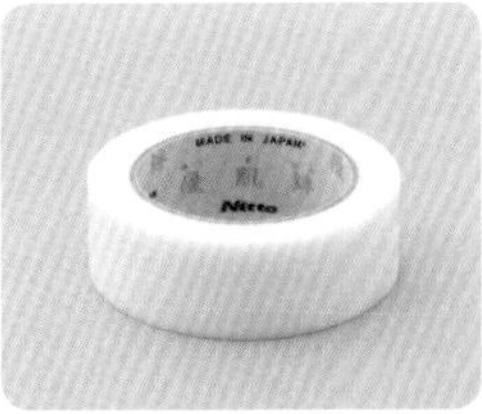

サージカルテープ

肌に優しい
医療用のテープ。
ドラッグストアなどで
買うことができる。

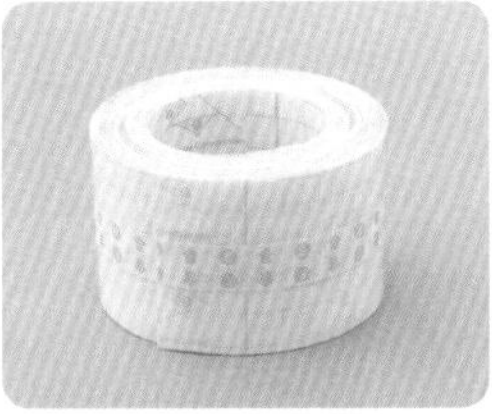

パーミロール®

皮膚に優しくフィットする
フィルムドレッシング。
無色透明で目立たないが
価格が高め。

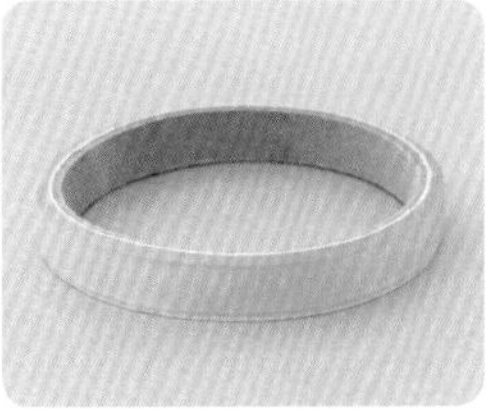

セロハンテープ

肌が強い人は
セロハンテープを
使ってもOK。

ハサミ

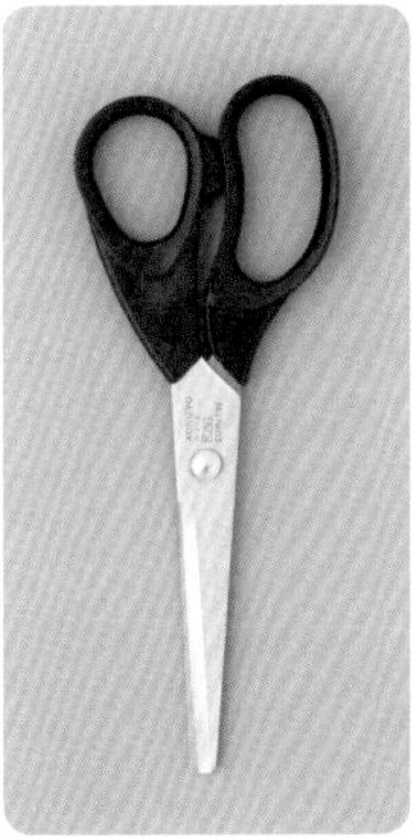

おすすめは…

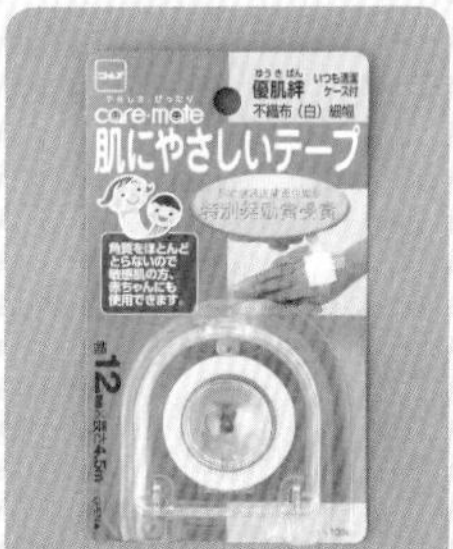

▲皮膚刺激の少ない
アクリル系ゲル状
粘着剤を使用した
サージカルテープ。
「優肌絆
不織布（白）細幅」。

▼やわらかく皮膚の
凹凸になじむので、
貼りかえるときも
角質層を傷つけず優しく
はく離することができる。
「優肌 パーミロール®Lite
5cm×12m」。

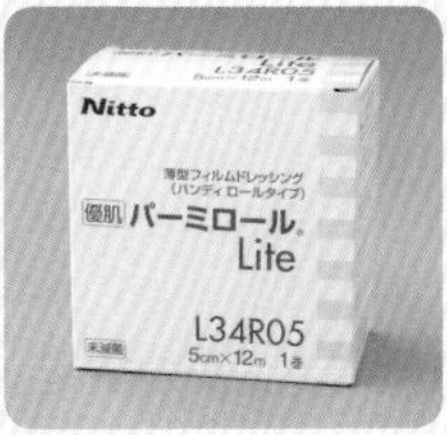

問）ニトムズお客様相談室 tel. 0570-05-2106

「まぶたテープ」の貼り方

サージカルテープ・セロハンテープ

1

▶ テープを
3～4㎝くらいの長さに
切る。

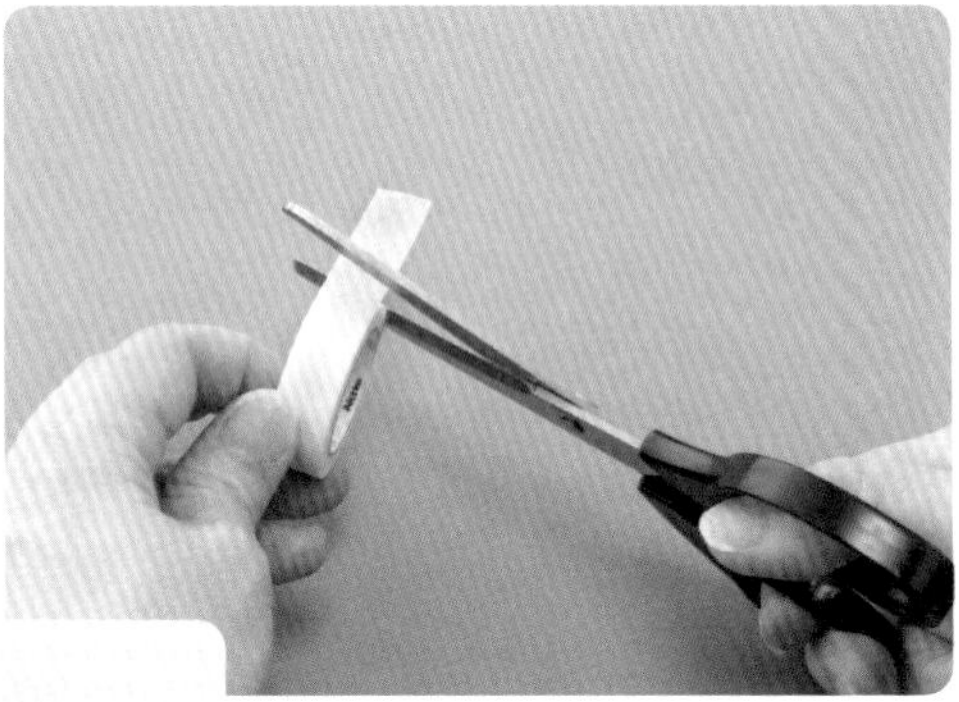

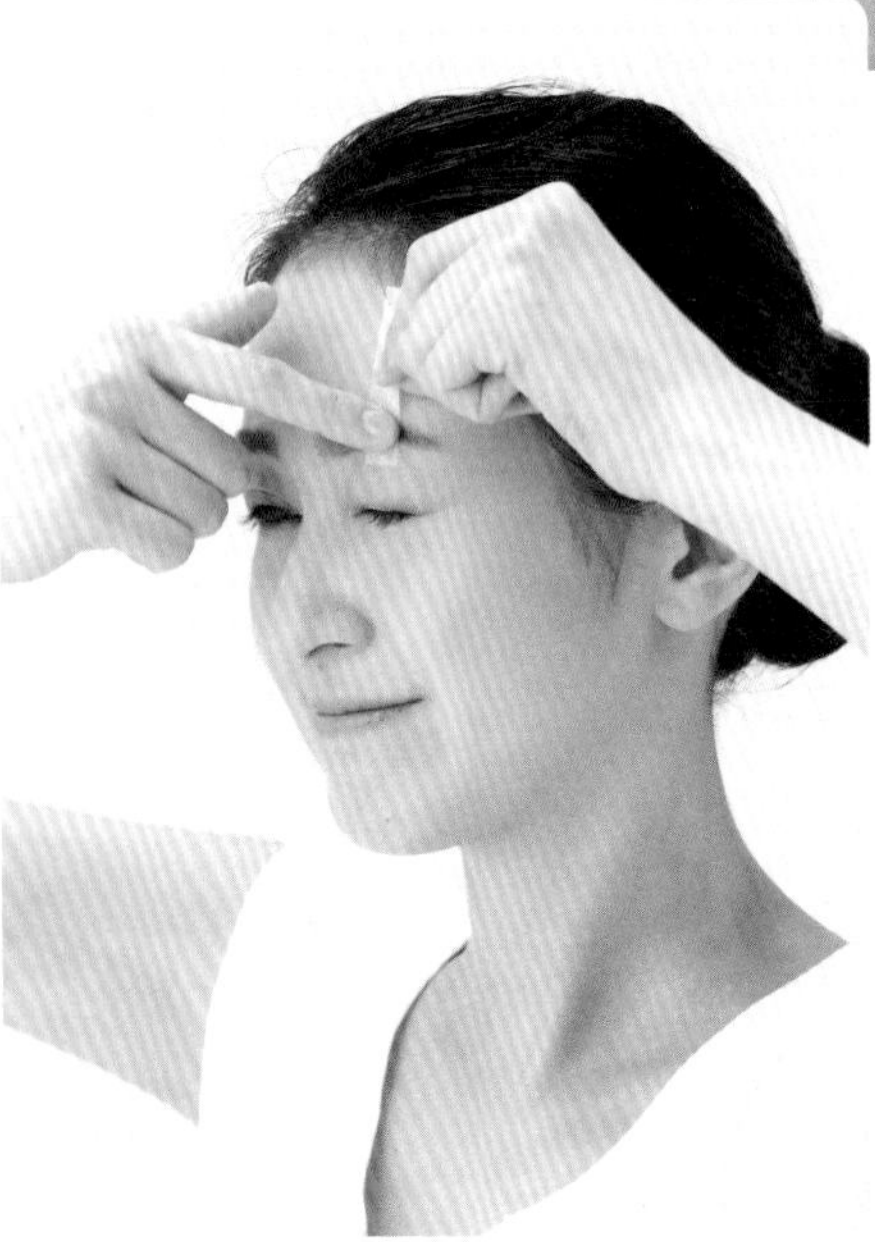

2

◀ 目をつむり、
テープの端を眉毛の下に
貼る。

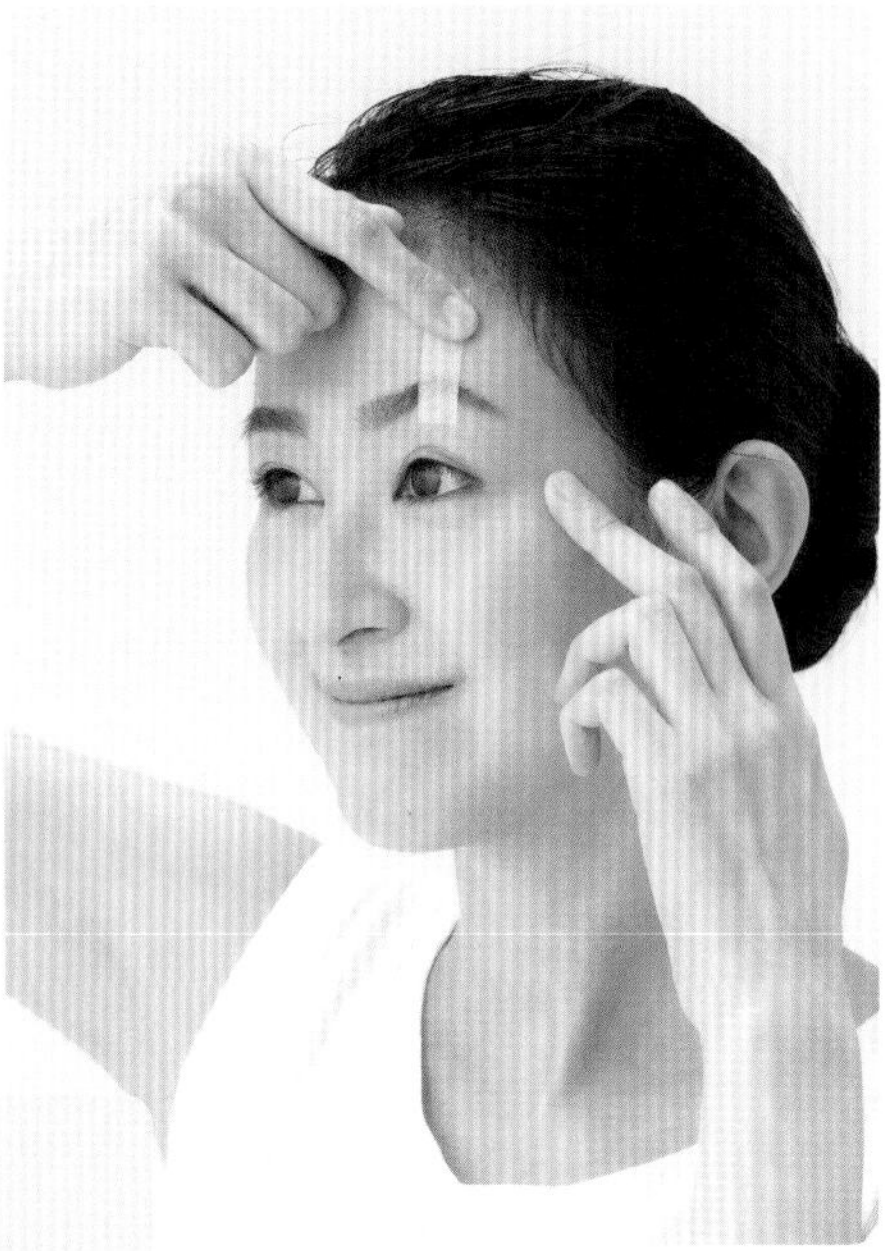

3

▶ 片手で
まぶたを引き上げながら、
まぶたを軽くして
テープを貼る。
まばたきができる程度に。

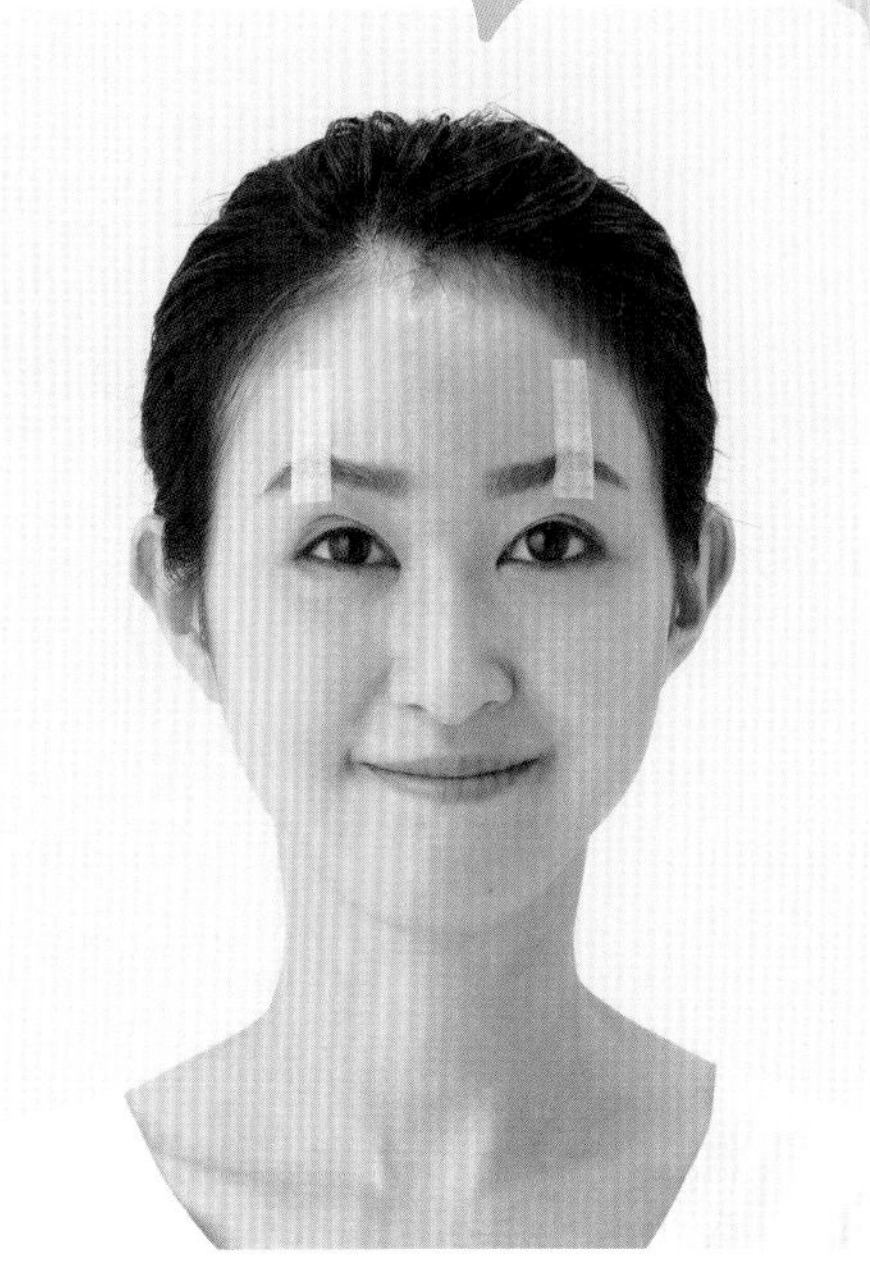

4

◀ 反対側も同様に
行う。

パーミロール®

1

▶ テープを
おでこの幅に合わせて
切る。

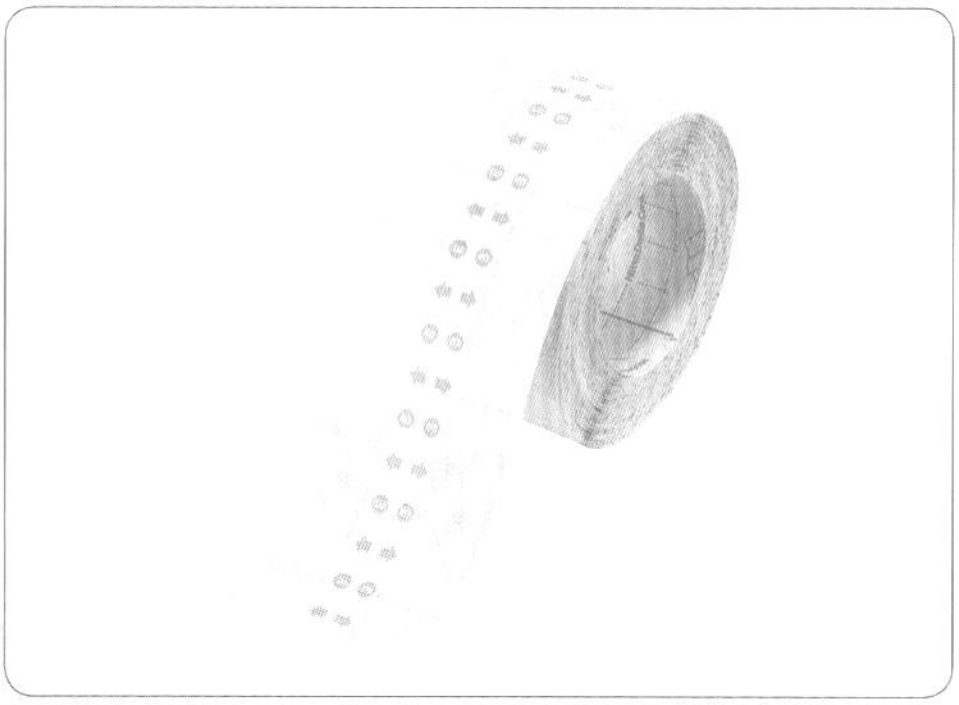

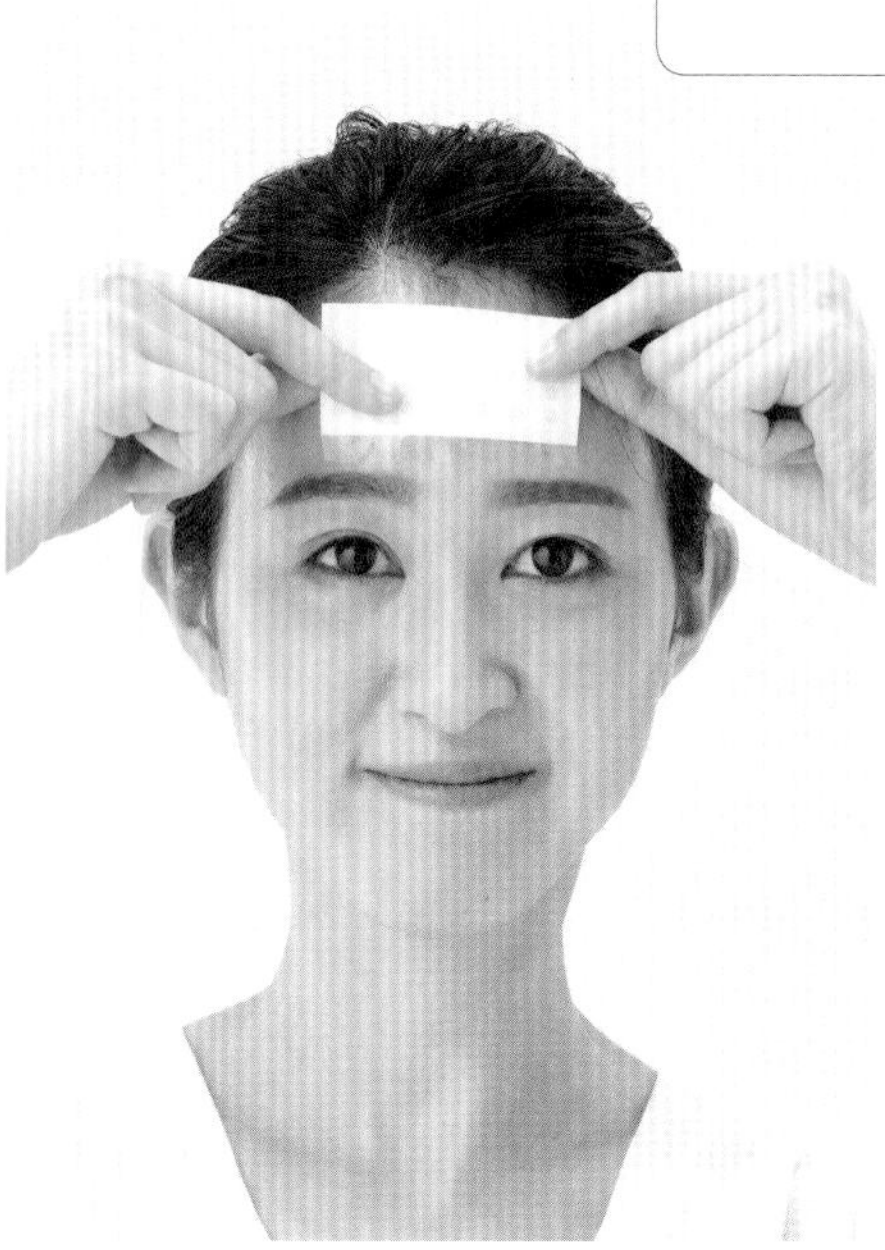

2

◀ はく離紙の端をはがして、
おでこの下の位置に
貼る。

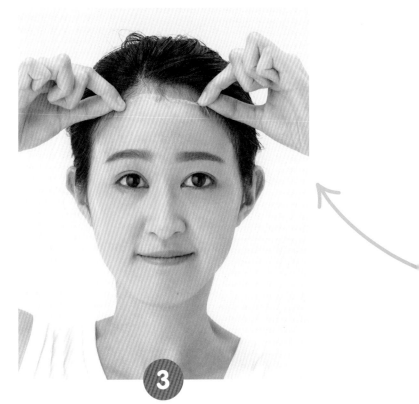

3

はく離紙をはがしながら、おでこを引き上げるようにして、
まぶたを軽くしてテープを貼る。

※とても薄いシートのため、最初にはく離紙をすべてはがしてしまうと、
パーミロールが縮んで貼るのが難しくなります。

「まぶたテープ」を貼る位置

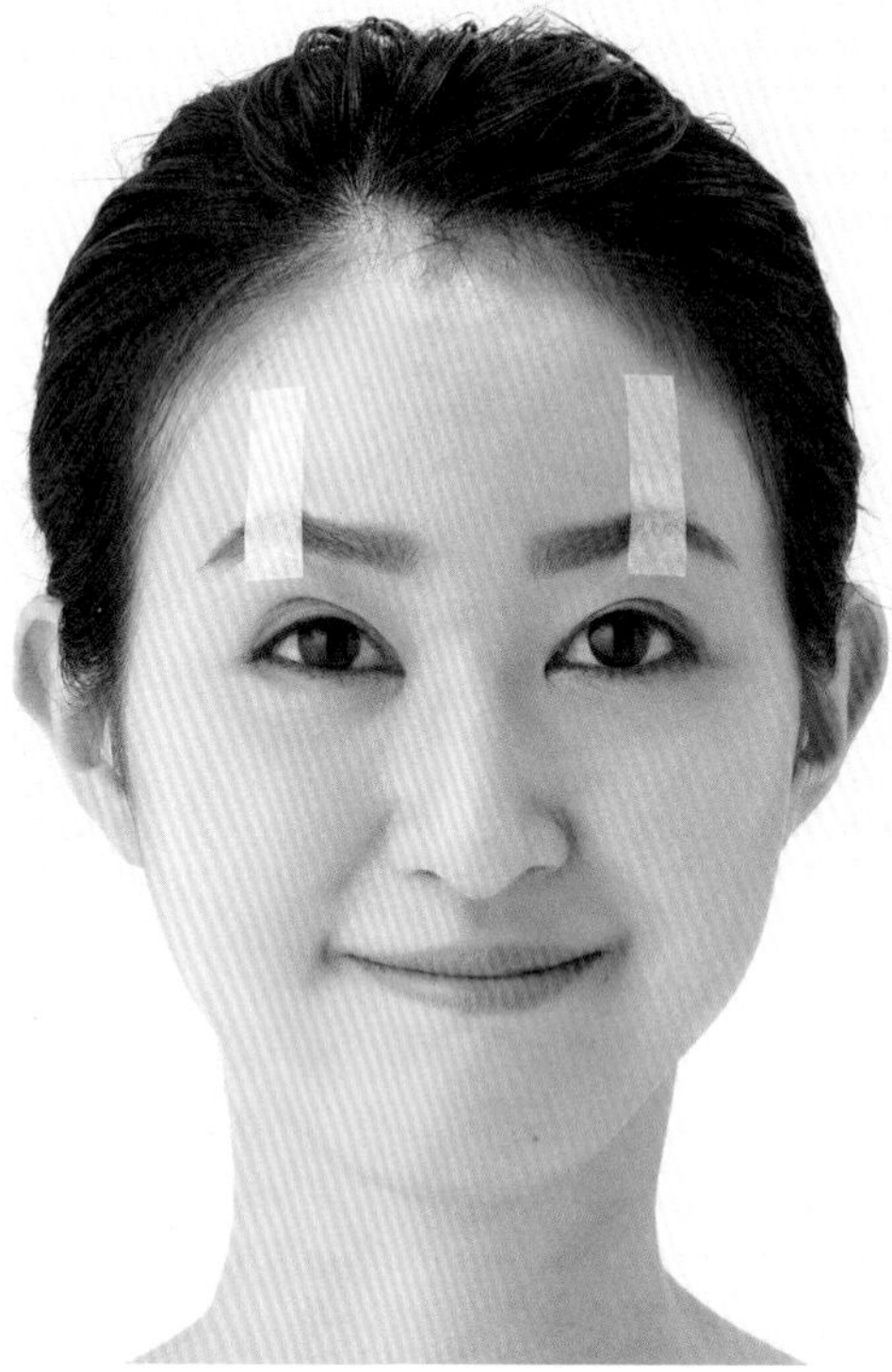

眉の上

眉の中央、眉尻など、
貼ると視界がクリアに見えるところ、気持ちいいところへ。

＊眉毛の上に貼ると、眉毛が抜けたり、
眉のメイクが取れたりすることがあります。

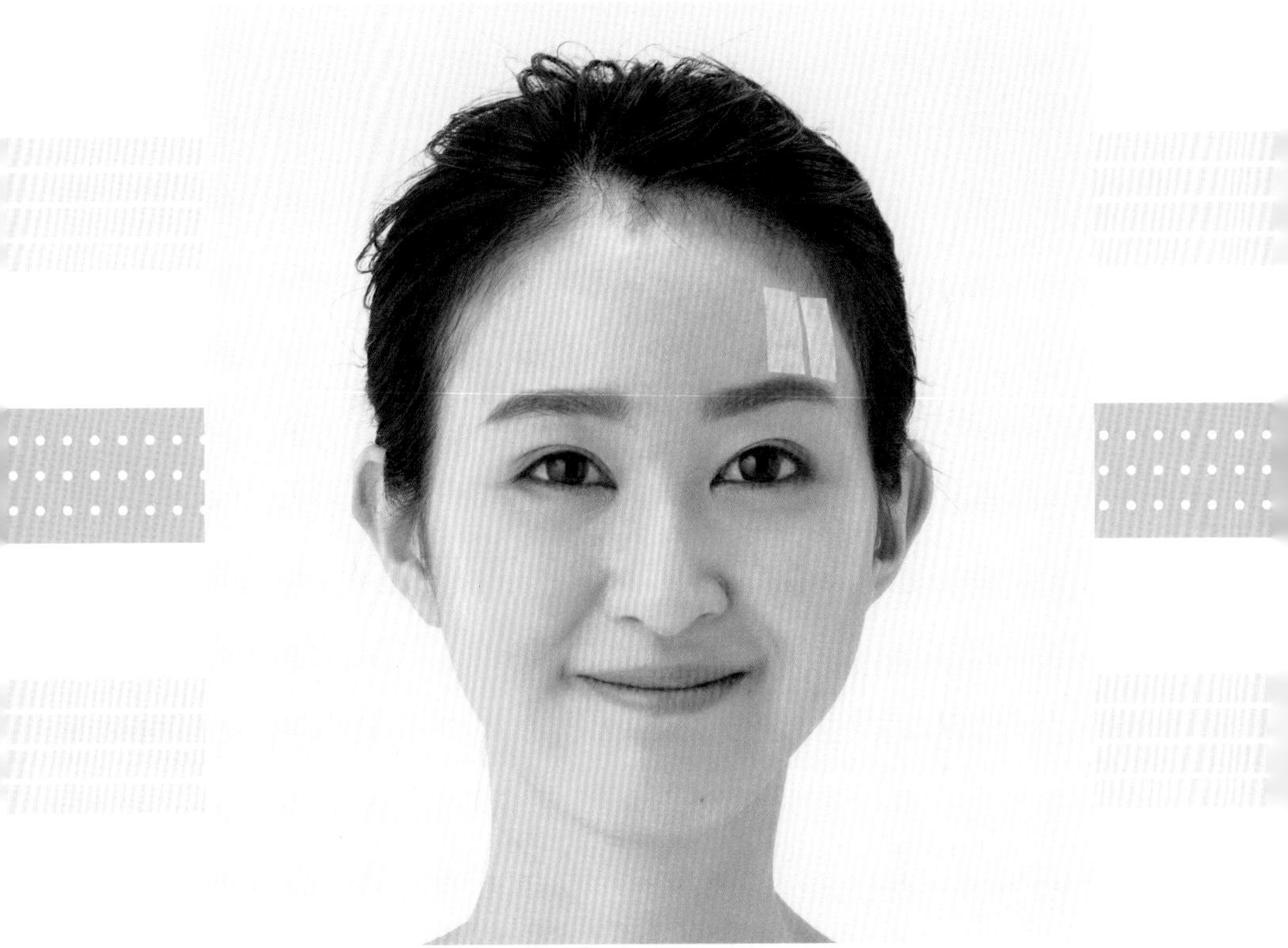

眉尻の上

おでこの端、眉尻の上の部分に貼ると、
眉毛が抜けたり、眉のメイクが取れる心配はなし。

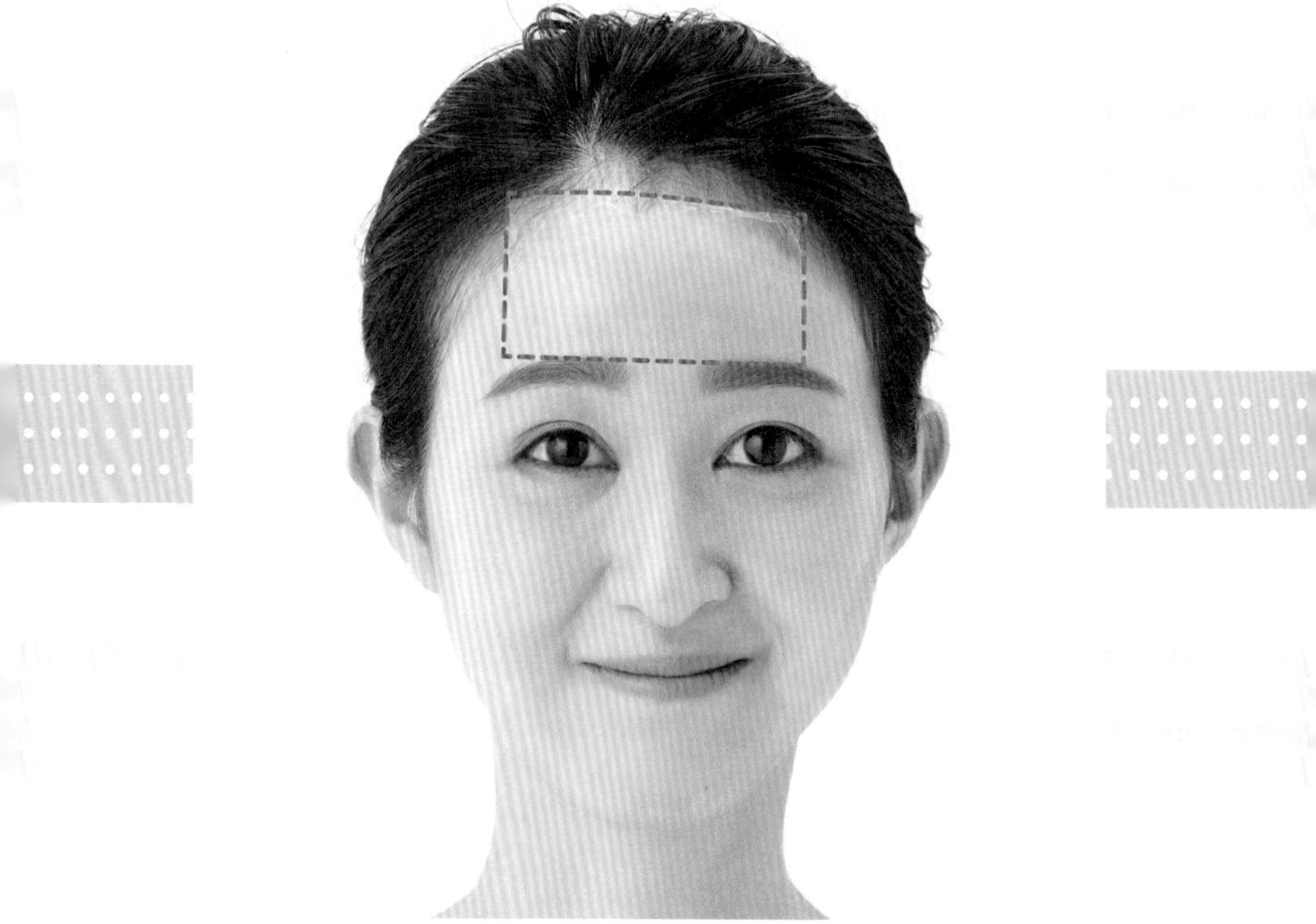

おでこ

パーミロールをおでこに貼って、
おでこからまぶたを引き上げて、軽くする。
目立たないので、前髪で隠せば外出も可能に。

これはNG！

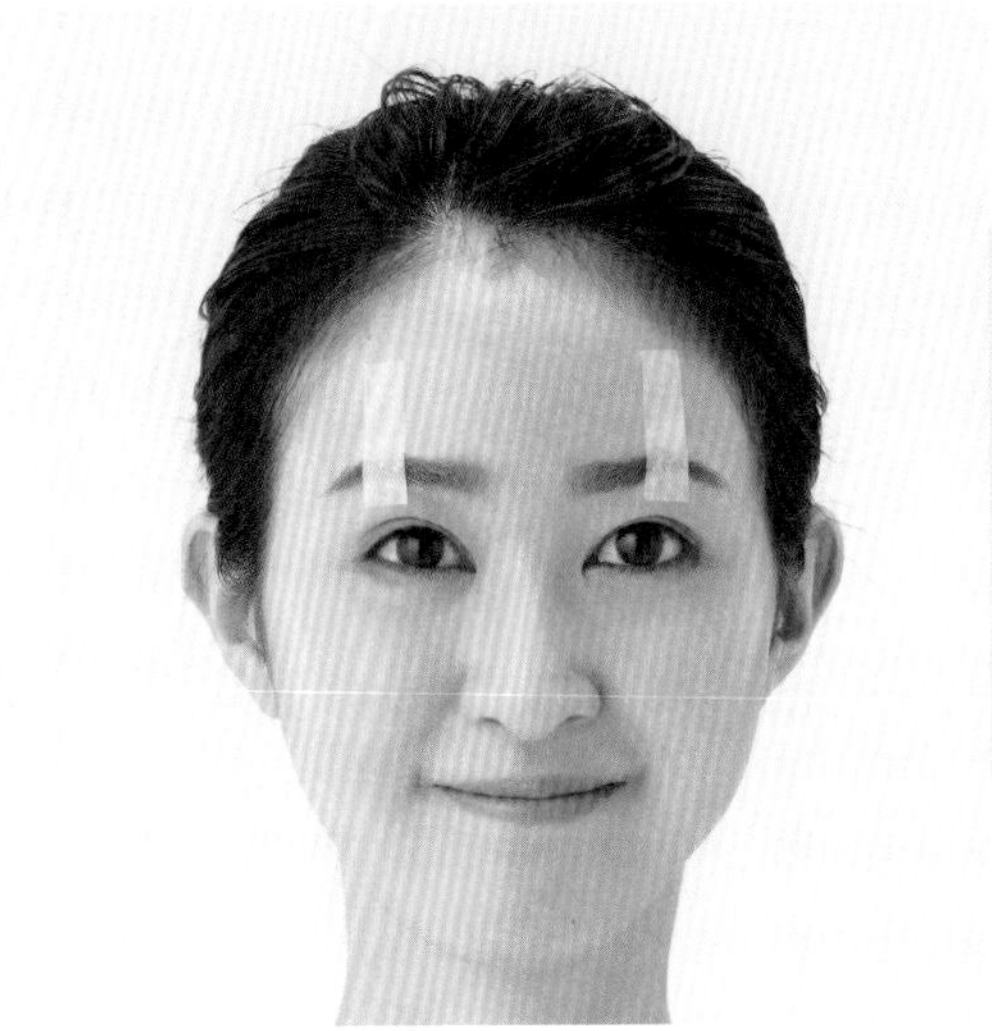

ただ貼っている
だけで、まぶたが
上がっていない。

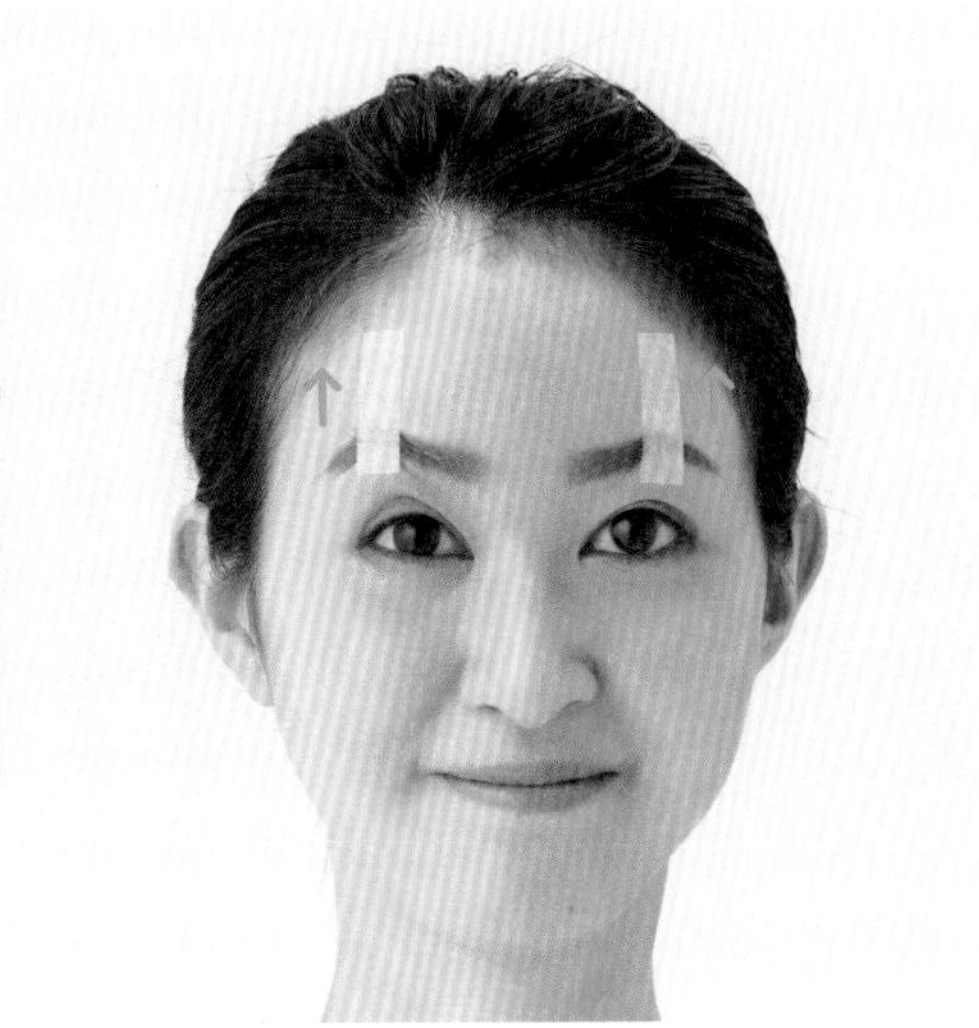

まぶたを
引き上げすぎて、
まばたきがしづらい。

「まぶたテープ」の代わりになるグッズも

まぶたを上げるにはテープ以外の方法もあります。

おでこをひっぱり上げると、まぶたも上がるため、**ヘアバンド**を使用することでまぶたを軽くすることができます。

ポニーテールや、ひっつめ髪のようなヘアスタイルもよいでしょう。

二重メイク用の「のり」や「シール」でまぶたを持ち上げて、軽くするのもおすすめです。

二重まぶたの人はまぶたをあけるときに、まぶたの皮膚が二重の線で折りたたまれます。そのため一重の人よりもまぶたの負担が少ないのです。

じつは、美容整形をしたことで、頭痛や肩こりなどの不調がなくなることがあります。

額から皮膚を持ち上げる**リフトアップ手術**は、まぶたも上がり、軽くなるので、術後に顔や頭の筋肉、ミュラー筋の負担が少なくなるからです。

ヘアバンド

おでこをひっぱり上げて、まぶたも持ち上げることができ、
まぶたをあけるときの負担を減らすことができる。

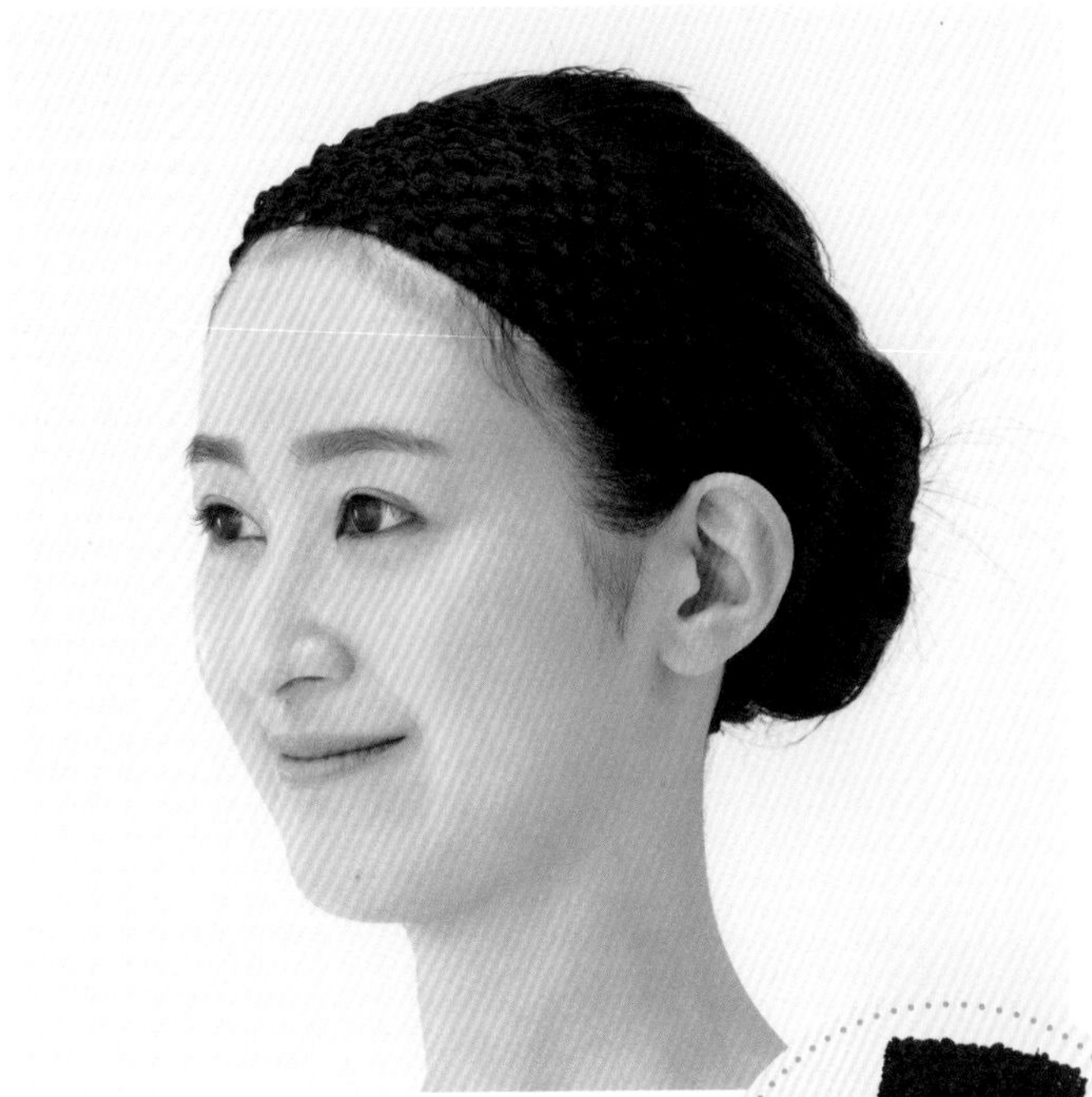

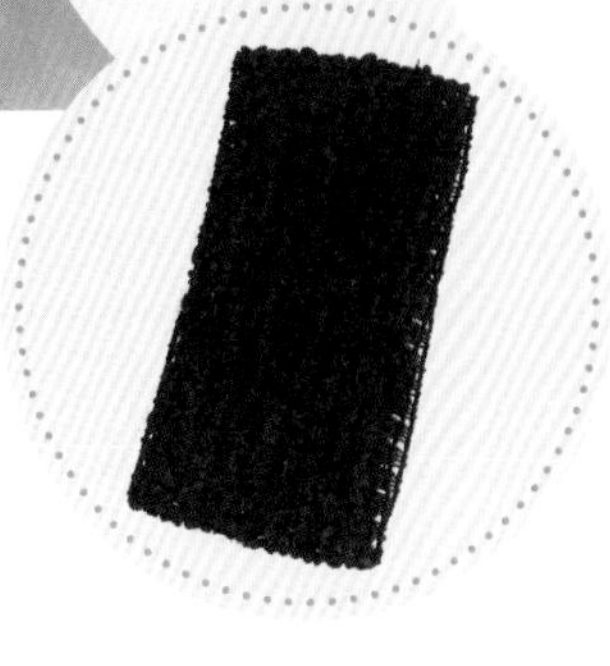

二重メイク用のり（アイプチ）

二重まぶたにするグッズで、まぶたを持ち上げると、
まぶたをあけるときの負担を軽くすることができる。

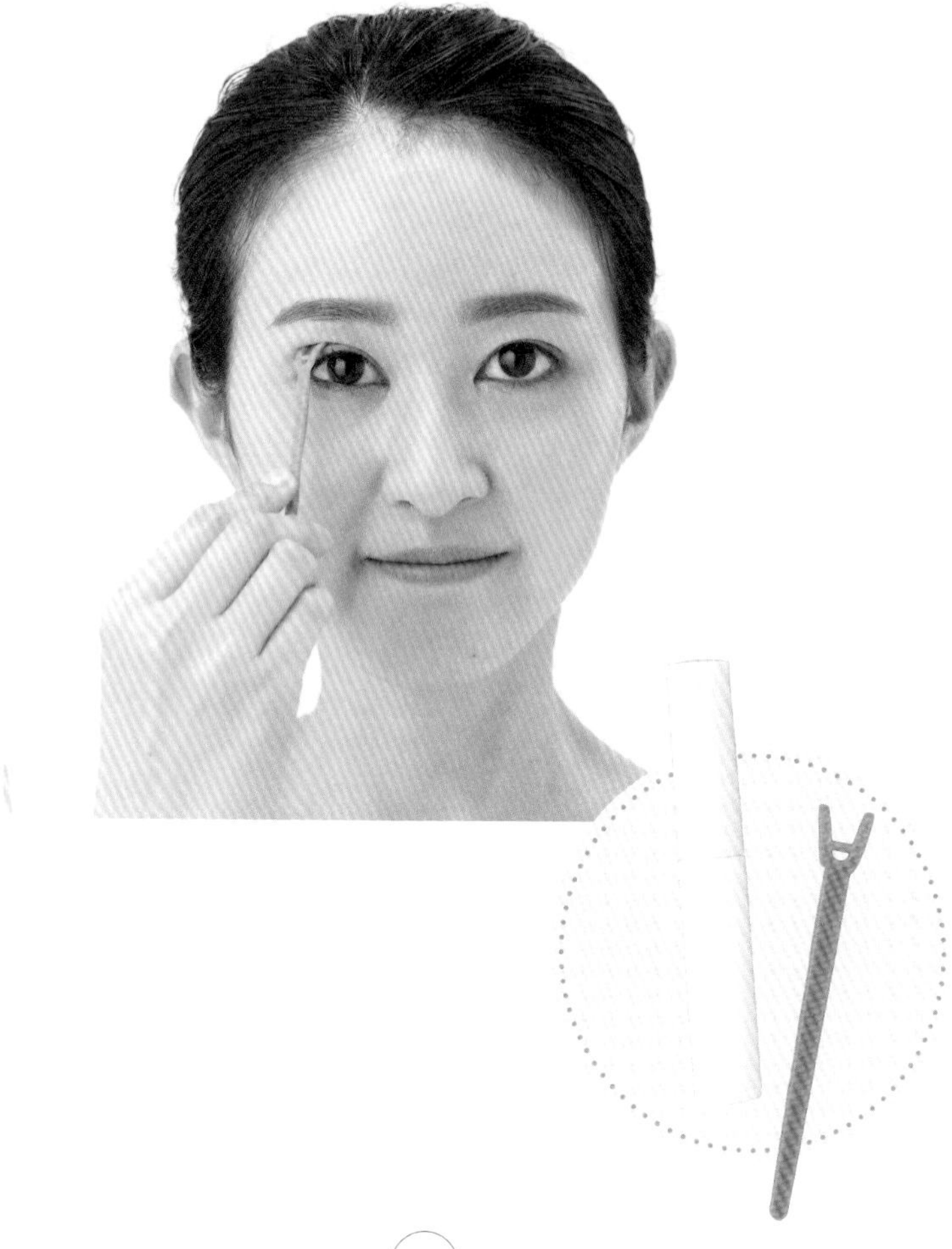

使い方

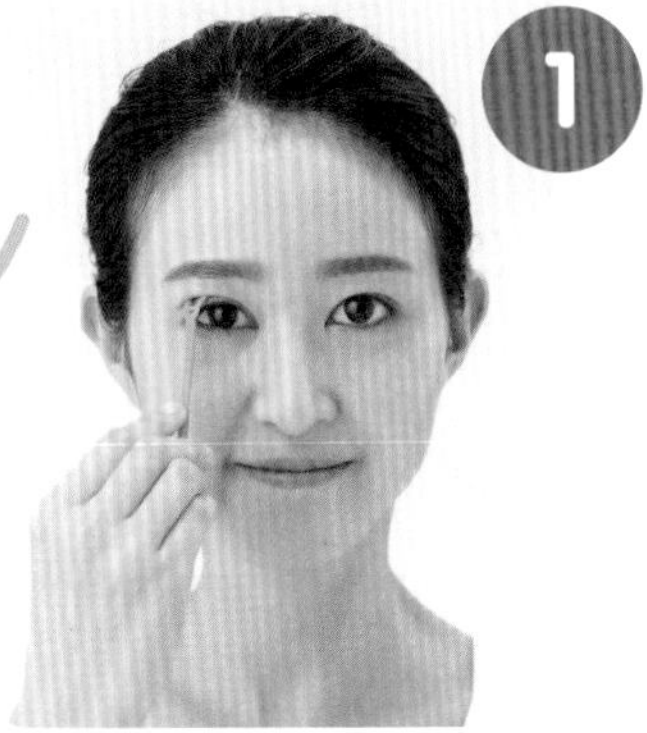

皮膚の皮脂や汚れを
コットンでふき取る。
二重にしたいラインを決めて、
付属のスティックで
クセづけする。

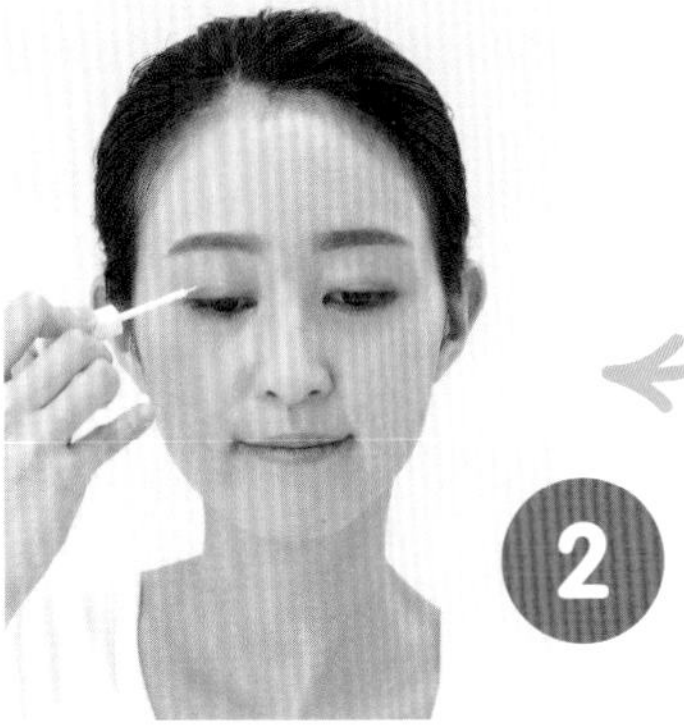

ラインを中心にのりを薄く、
ムラがないように塗る。
のりが乾くまで
半目の状態をキープ。

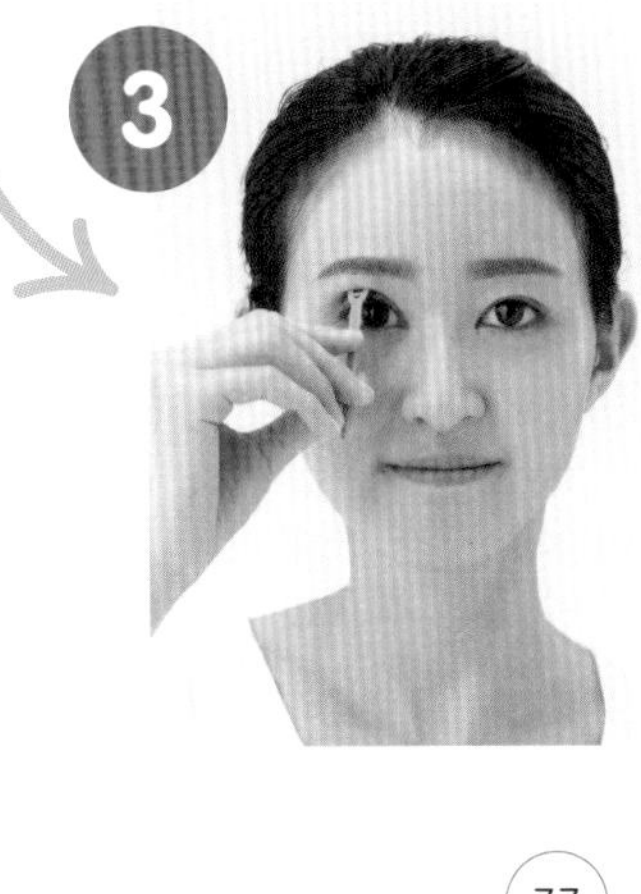

のりが乾いたら、
スティックを
ラインの位置に当て、
まぶたをまつげに
のらないように
優しく持ち上げて
接着する。

※皮膚に異常が出た場合は、
すぐに中止してください。

「まぶたテープ」Q&A

Q1 どれくらいの時間、貼ればいいですか?

A 最初は家にいるときに数時間、貼ったままで過ごしてください。頭痛や肩こりがなくなる、目の疲れが取れる、気持ちが落ち着く、よく眠れる……といった変化が表れた場合は、まぶたが原因で不調を起こしていたと考えられます。

貼っていて快適であれば、ずっと貼っていても構いません。貼ったまま眠っても大丈夫です。

ただし、衛生上、一日に1回はテープを取り換えるようにしましょう。テープで肌荒れなどが起こった場合は、肌に優しいテープを選ぶようにしてください。

テープの効果が強すぎて、テープをはずしたあと、リバウンドとして症状が強くなる場合は、専門医に相談してみてください。

Q2

まぶたが下がっているという自覚症状がない人が使ってもいいですか？

A

女性の場合、20代後半からまぶたが下がり始めることが多く、自覚症状がなくてもまぶたが原因で不調が起こっていることがあります。

「まぶたテープ」を貼ってみて、「気持ちいい」「疲れが取れる」といった変化や、体の調子がよくなったという実感があれば、ぜひ続けてみてください。

Q3 心身に変化がない場合も続けていいですか？

A 頭痛、肩こり、眼精疲労、イライラ、冷え、不眠、うつといった症状は、さまざまな要因で起こっていることが考えられます。
腱膜性眼瞼下垂症もその要因のひとつですが、まぶたを上げても改善しない場合は、「まぶたテープ」の使用を中止し、医師に相談して不調の原因を探ってみてください。

Q4 下がっていたまぶたは、テープで元に戻りますか？

A 残念ながらテープでは、下がったまぶたを元に戻すことはできません。
腱膜性眼瞼下垂症に伴う症状の改善にお使いください。

第4章

まぶたのセルフケア法

まぶたをリラックスさせてあげよう

　まぶたをあけるときに、まぶたや顔、頭の筋肉にかかる負担が大きくなることが、頭痛や肩こり、眼精疲労につながるのは、これまでお話ししてきたとおりです。

　また、腱膜が瞼板からはずれて、まぶたが下がると、強くまぶたをあけてミュラー筋をひっぱるので青斑核を刺激して、交感神経を緊張させます。その結果、自律神経が乱れ、イライラ、不眠、冷え、うつといった症状が現れることがあります。

　そのため日常生活では、まぶたや全身の力を抜き、ミュラー筋をひっぱらないようリラックスさせることが、まぶたの負担を減らすことに役立ちます。「まぶたテープ」に加えて、次の6つの方法を取り入れていただくと、まぶたを休めることができるでしょう。

　どれも簡単なものばかりなので、ぜひ習慣にしてください。

第4章 まぶたのセルフケア法

❶ 眼球を左右に動かす
❷ 全身の力を抜く
❸ 横を向いて、あごを引いて丸くなって寝る
❹ カットストロー枕を使う
❺ 体を温める
❻ リンパマッサージ・ツボ押し

また、日本人が昔から行ってきた、茶道、華道、書道など、目を半眼にして伏し目で行う動作は、まぶたの緊張を解いてくれます。

田舎やリゾートへ行くことも、まぶたが休まります。都会では高い建物を見上げることが多いですが、田舎やリゾートは建物が低く広々としているので、目線を低い位置で維持できるからです。

このようにライフタイルのなかで無意識のうちにまぶたを休ませることは、とても大切なのです。

1 眼球を左右に動かす

下を向いて、目を左右にキョロキョロさせると、まぶたをリラックスさせることができます。これは眠っているときにも起こり、レム睡眠と呼ばれ、体じゅうの筋肉の緊張が取れます。

まぶたの周りの筋肉がほぐれ、頭を下げることで、肩にある僧帽筋の緊張も取れます。

これを日中、1時間半に1回程度行えば、目の疲れが取れ、眼精疲労の予防にもなります。肩こりもラクになるでしょう。

下を向いて、小さくまばたきをするのもおすすめです。

まばたきが少なくなると、まぶたをあけている時間が長くなり、上眼瞼挙筋は疲れますし、ミュラー筋をひっぱり、青斑核を刺激してしまいます。

スマホやパソコンを凝視していると、まばたきが少なくなっているので要注意。意識してまばたきをしましょう。

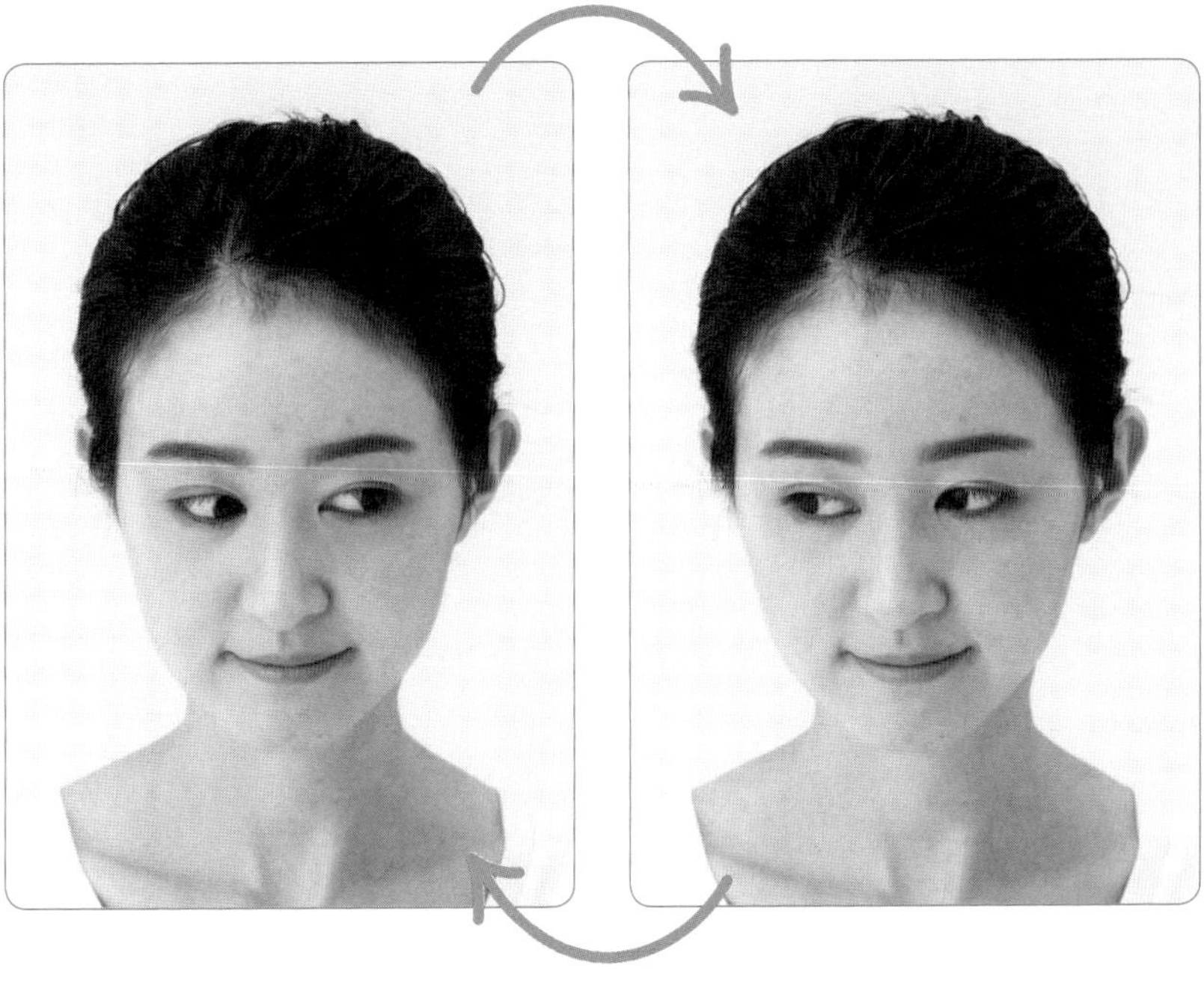

下を向いて、1秒間に1回の間隔で、
目を左右にキョロキョロと動かします。
これを10回行います。

2 全身の力を抜く

まぶた、歯、顔、全身の力を抜くと、上眼瞼挙筋、上直筋、ミュラー筋をゆるめることができ、まぶたも体もゆるみます。

そのためには、口をあけて、顔の力を抜いてだらんとした姿勢をとるのがおすすめです。この姿勢は、だらしない印象がありますが、緊張が解けて、リラックスするためには最適です。

口をあけることで、噛みしめたり、舌を歯で押すことができなくなり、歯の根っこにある緊張のスイッチ（P28の歯根膜センサー）がゆるみます。

そのうちだんだん眠くなってくれば、緊張がほぐれた状態になっていると言えるでしょう。

仕事中にときどきこの姿勢をとると、疲れが取れて、その後、集中力がよみがえってきます。

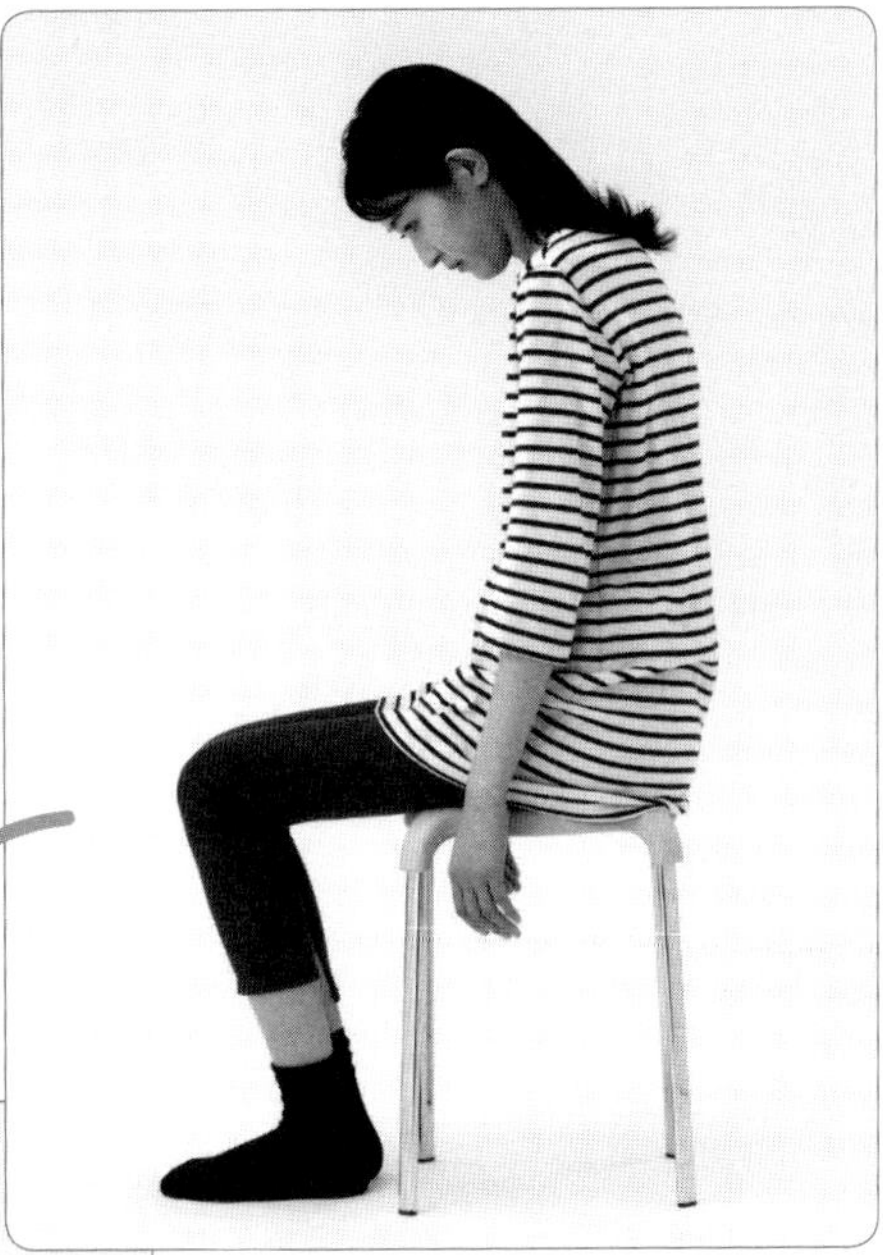

▶ イスに座って
肩の力を抜き、
頭をがくんと下げて
うなだれる。

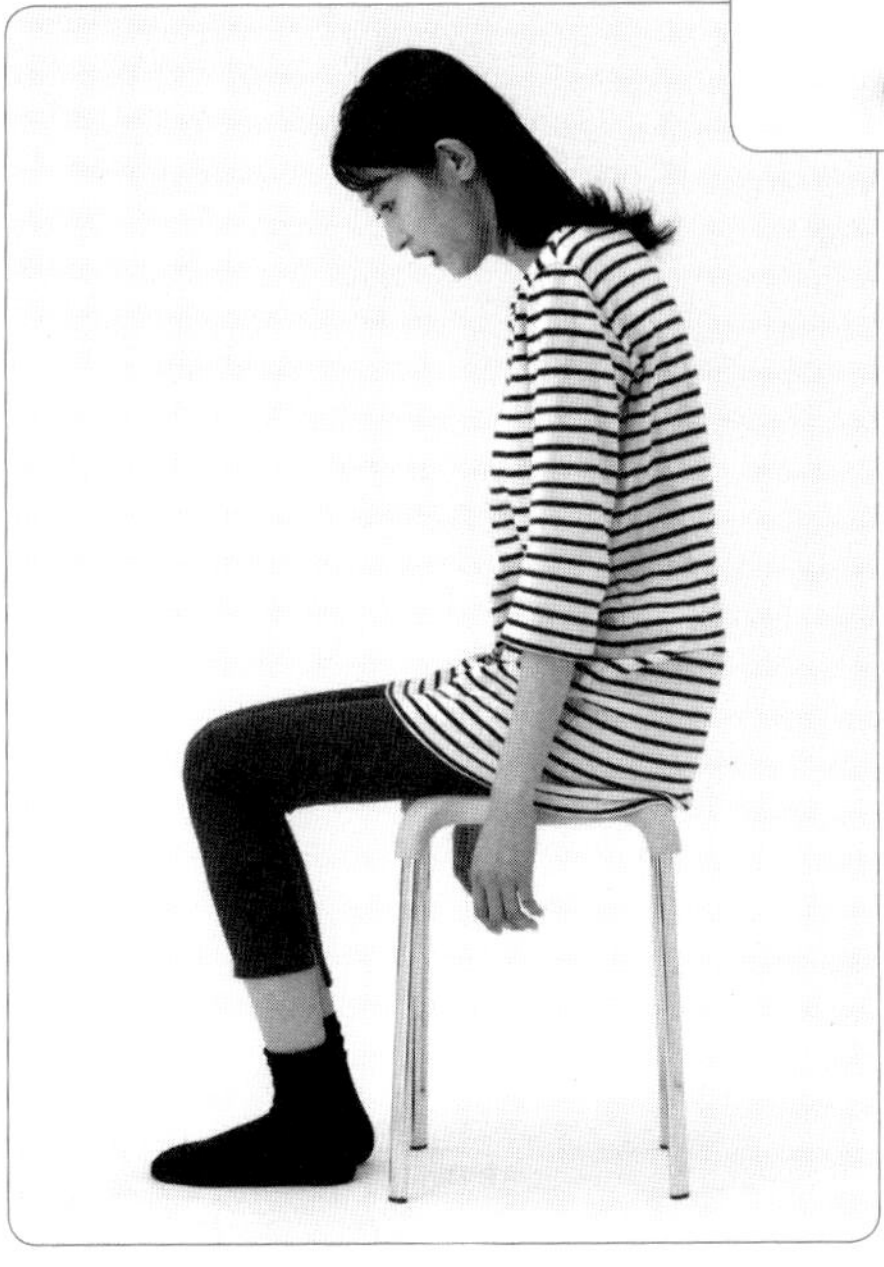

◀ 口を少しあけて、
ぽかーんとした状態になる。
まぶたの力と顔の力も抜く。

3 横を向いてあごを引いて寝る

眠るとき、あお向けになると、まぶたは閉じていても眼球が上を向き、ミュラー筋がひっぱられて青斑核に刺激が入ったままになります。

そのため寝つきが悪くなったり、途中で目が覚めてしまい、熟睡できなくなります。

一方、うつぶせに寝ると、まぶたと眼球が下にひっぱられ、ミュラー筋がひっぱられることが減ります。しかし、慣れない方には、うつぶせはつらい姿勢でしょう。

そこでおすすめなのが横向きの姿勢です。

体を胎児のように丸めて、あごを引いて寝ると、眼球の位置が下を向き、ミュラー筋を刺激しにくくなります。

うなじ、背中、腰の筋肉もゆるめて、ストレッチができるので、痛みがある方にもおすすめです。

第4章
まぶたのセルフケア法

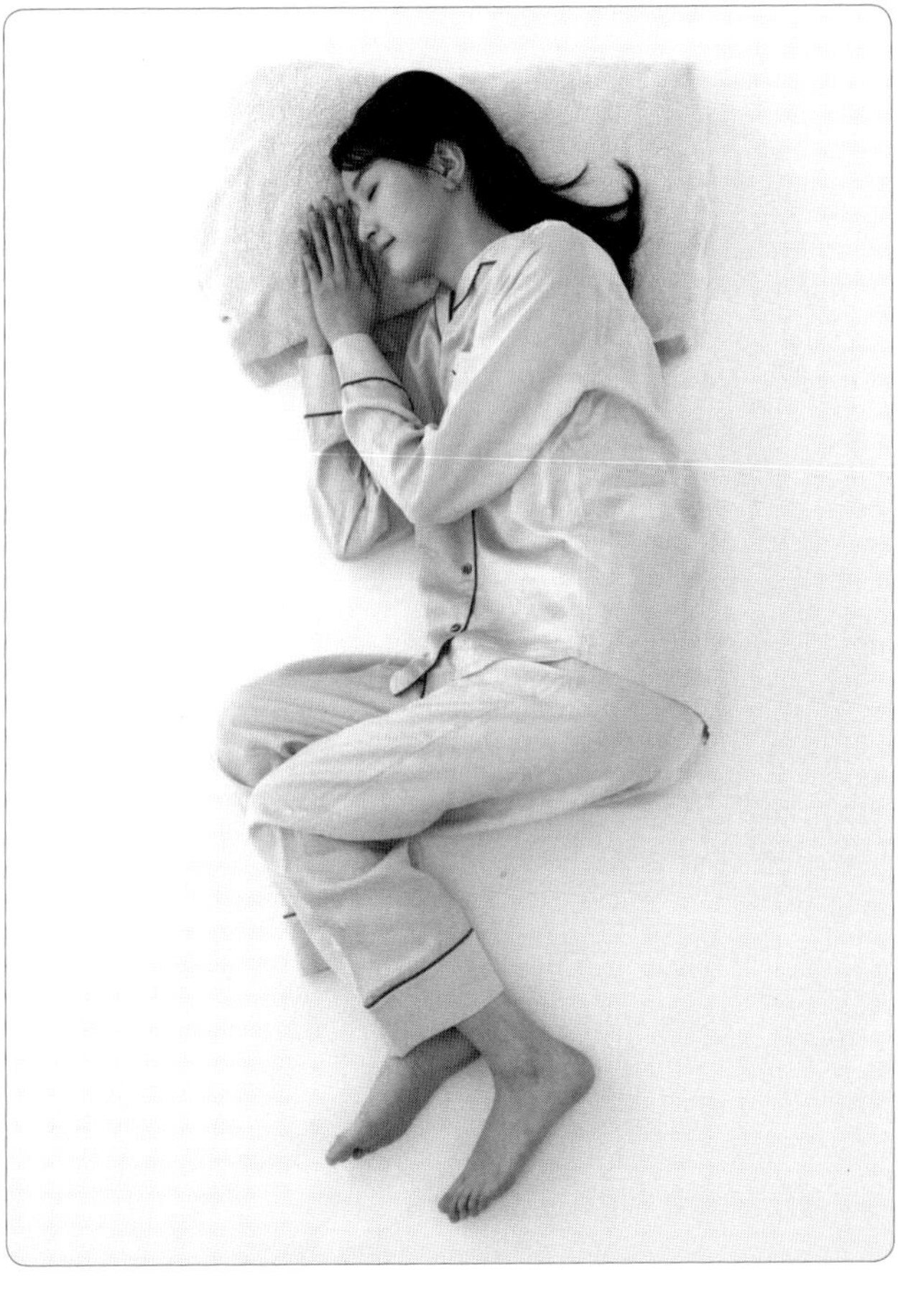

横向きに丸くなって寝て、あごを引いて顔の筋肉をゆるめると、
ミュラー筋を刺激しにくくなり、
眠りの世界に入っていきやすくなる。

4 カットストロー枕を使う

眠るときに横向きになり、あごが浮かないよう枕をあてがうと歯を噛みしめることができなくなり、歯ぎしりや噛みしめを防ぐことができます。

カットストロー（材質ポリプロピレンパイプ）が入った枕は、顔が安定するように形を変えることができ、高さも自分で調節できておすすめです。

カットストローはかための材質のものを選ぶといいでしょう。やわらかいものはつぶれてしまいます。

枕には厚めのバスタオルを巻くと洗うことができます。

カットストローの量やバスタオルの厚さは、首の骨が枕に対して水平になる高さに調節してください。

蒸れない、形が変えられる、汗を吸い取る、耳がつぶれないのが、カットストロー枕とバスタオルの組み合わせのよい点です。

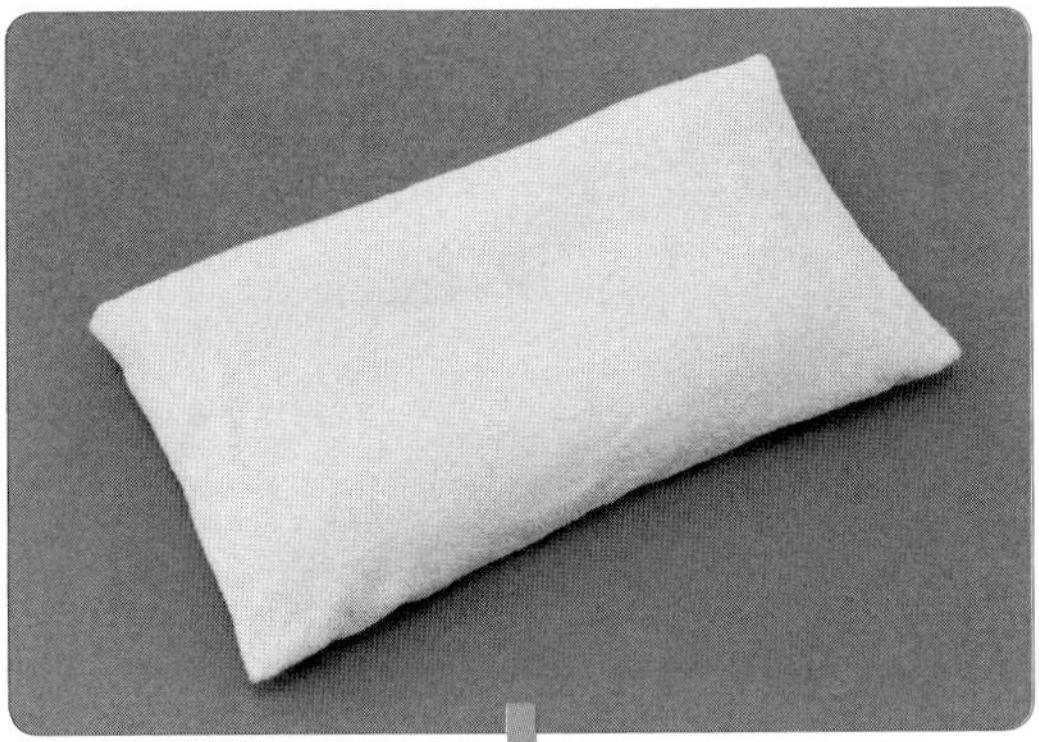

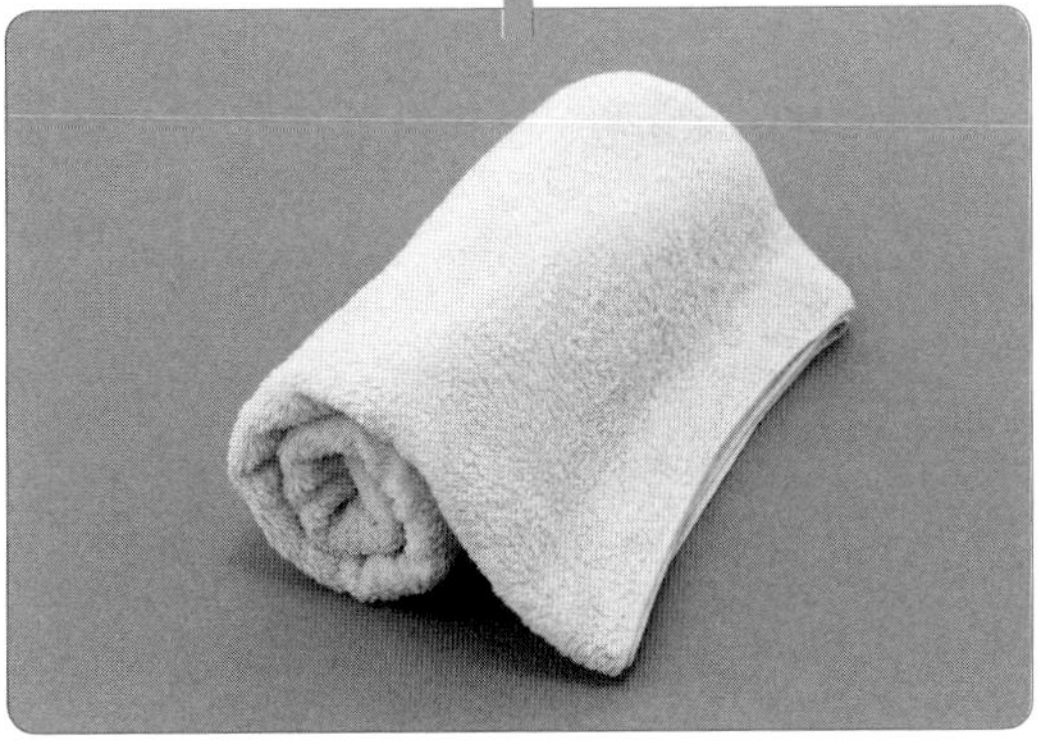

カットストロー枕に
バスタオルを巻いて
高さを
調節するとよい。

▶顔が安定するように
枕の形を変えられる。
▼枕の中に入って
いるカットストロー。

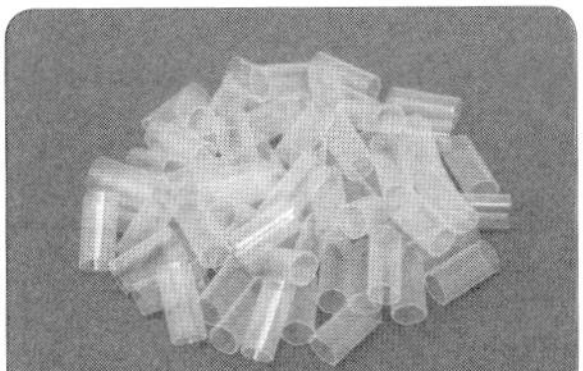

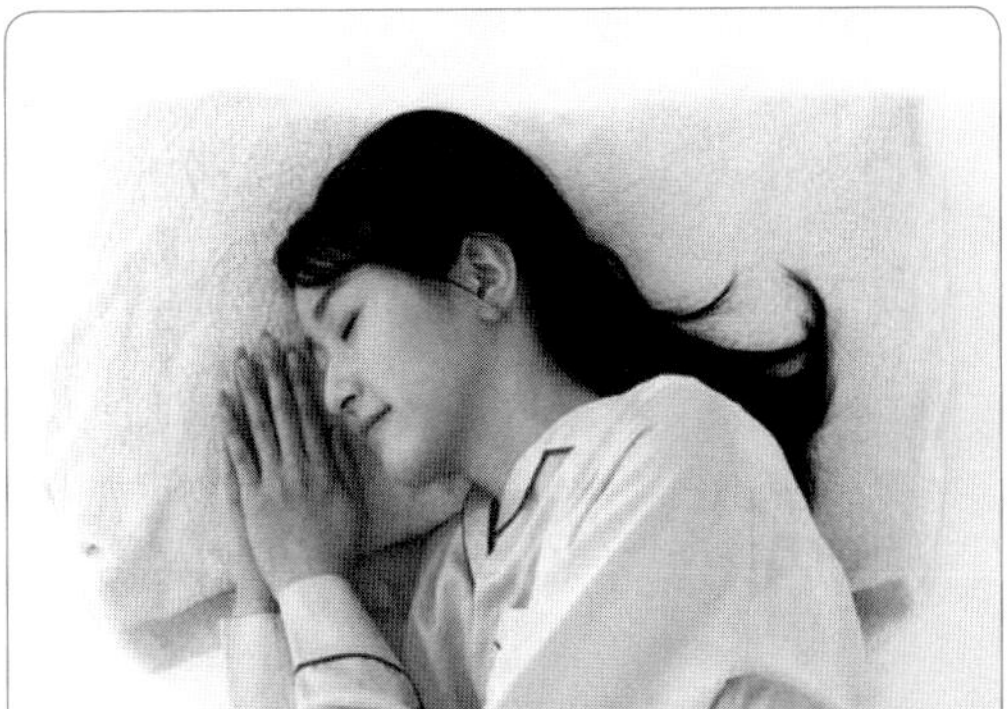

5 体を温める

体を温めると、血管が広がり、交感神経の緊張がほぐれます。

入浴すると、交感神経の緊張が解けるので、ミュラー筋もゆるみ、まぶたはトロンとなって青斑核への刺激が弱まるため、まぶたを休ませることができます。

ただし、熱いお湯に入ると、交感神経が緊張し、ミュラー筋も縮んで全身の筋肉が緊張します。入浴の際は、自分がぬるいと感じるお湯につかるほうがリラックスできるでしょう。

また、体の一部の血管が温まると、全身の血管も広がります。

足や手を温めるだけで、交感神経の緊張がほぐれ、まぶたのミュラー筋がゆるむので、ふだんから意識してみてください。

たとえば、温かい飲み物や食べ物で胃袋を温めることも、血管を拡張して交感神経の緊張をゆるめてくれます。

第4章
まぶたのセルフケア法

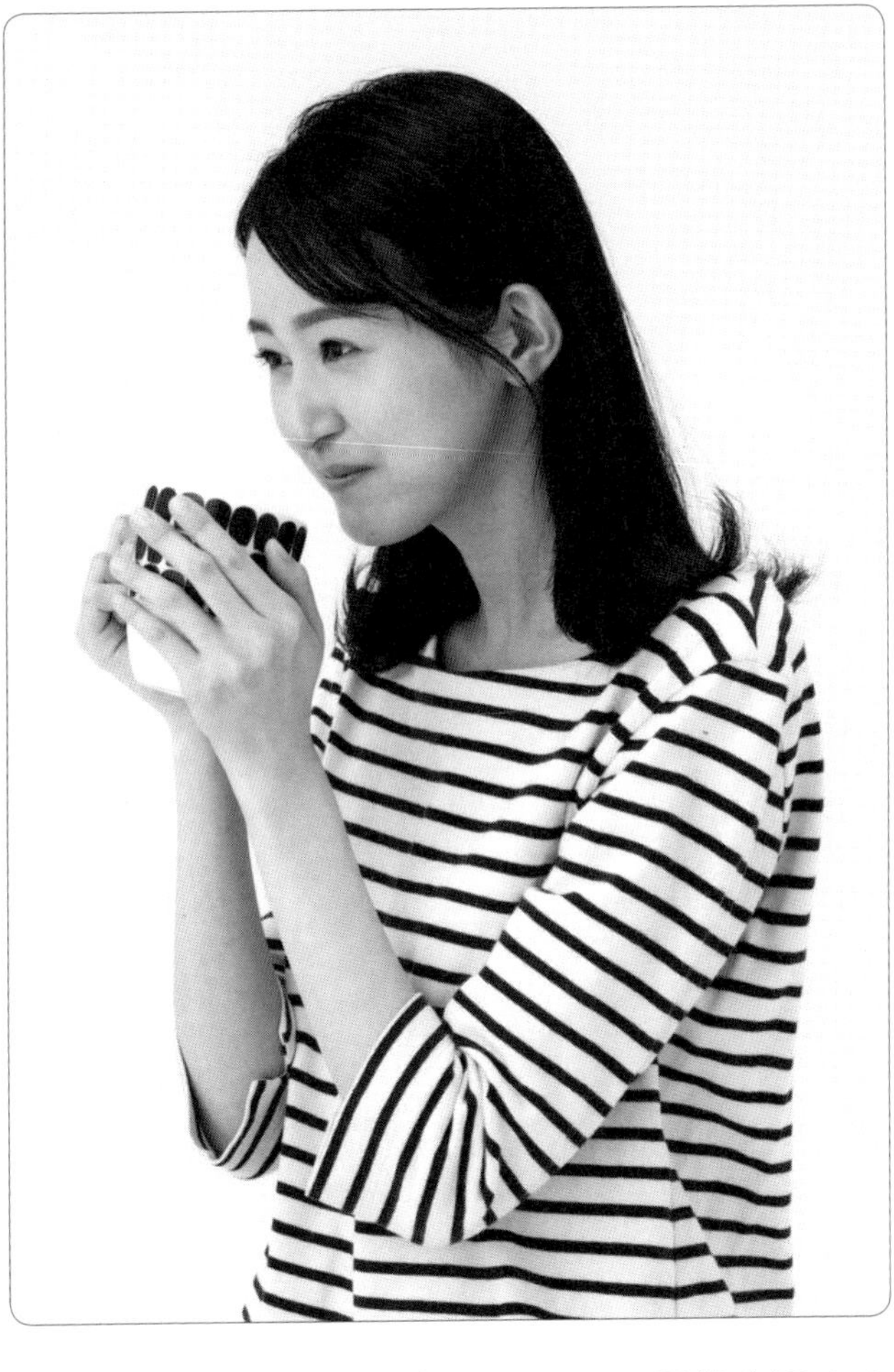

温かい飲み物をマグカップに入れ、手と胃袋を温めると、
交感神経の緊張がほぐれ、ミュラー筋もゆるむ。

6 リンパマッサージ・ツボ押し

目の周りを優しくさすったり、タッピングしたり、ツボを押さえたりして目の周りの筋肉の緊張をやわらげることは、ミュラー筋がひっぱられるのを減らすことにつながります。

目の周りのリンパの流れや血流がよくなると、むくみやクマの改善にもなるでしょう。

しかし、強くこすったり、皮膚をひっぱり上げたりすると、眉毛やまぶたの皮膚と骨をつなぎとめている靭帯《じんたい》がゆるんでしまいます。

その結果、眉毛やまぶたはたるんでしまうので、力加減にはくれぐれも注意してください。

また、まぶたの上（眼球の上）を触るのは避けてください。

第4章
まぶたのセルフケア法

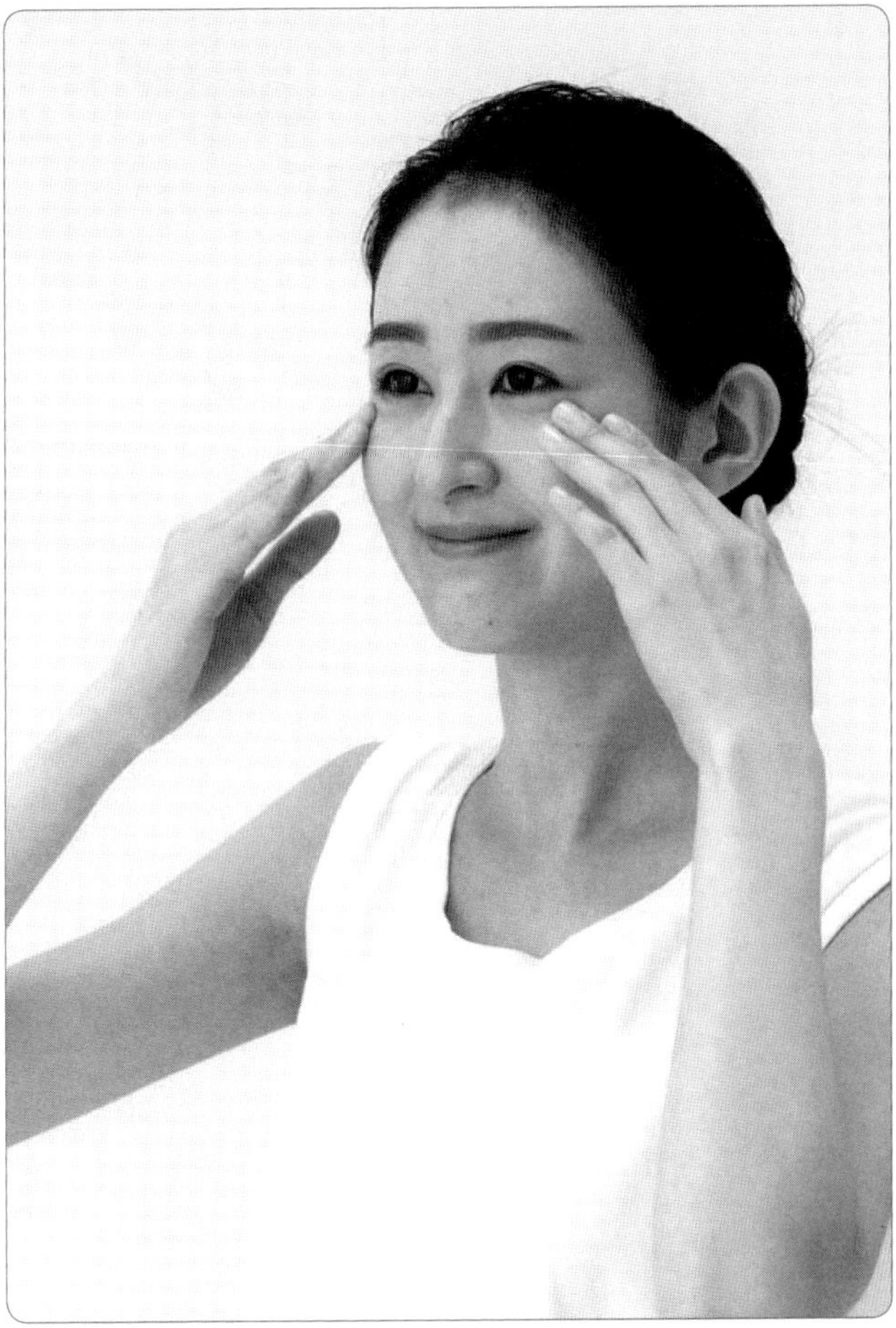

指の腹を使って、目の周りを軽くタッピングすると、
リンパの流れや血流がよくなる。

まぶたを下げるNG習慣

日々の生活のなかで、知らず知らずのうちにやっていることが積み重なり、まぶたが下がる原因になっている可能性があります。

次のような行動を減らしたり、避けるようにすると、まぶたが下がり始める年齢を遅らせることができるでしょう。

1 まぶたをこする

最初にお話ししたように、まぶたの腱膜が瞼板からはずれる主な原因は、まぶたをこすることにあります。

朝起きたときや眠くなったとき、メイクのときなどにま

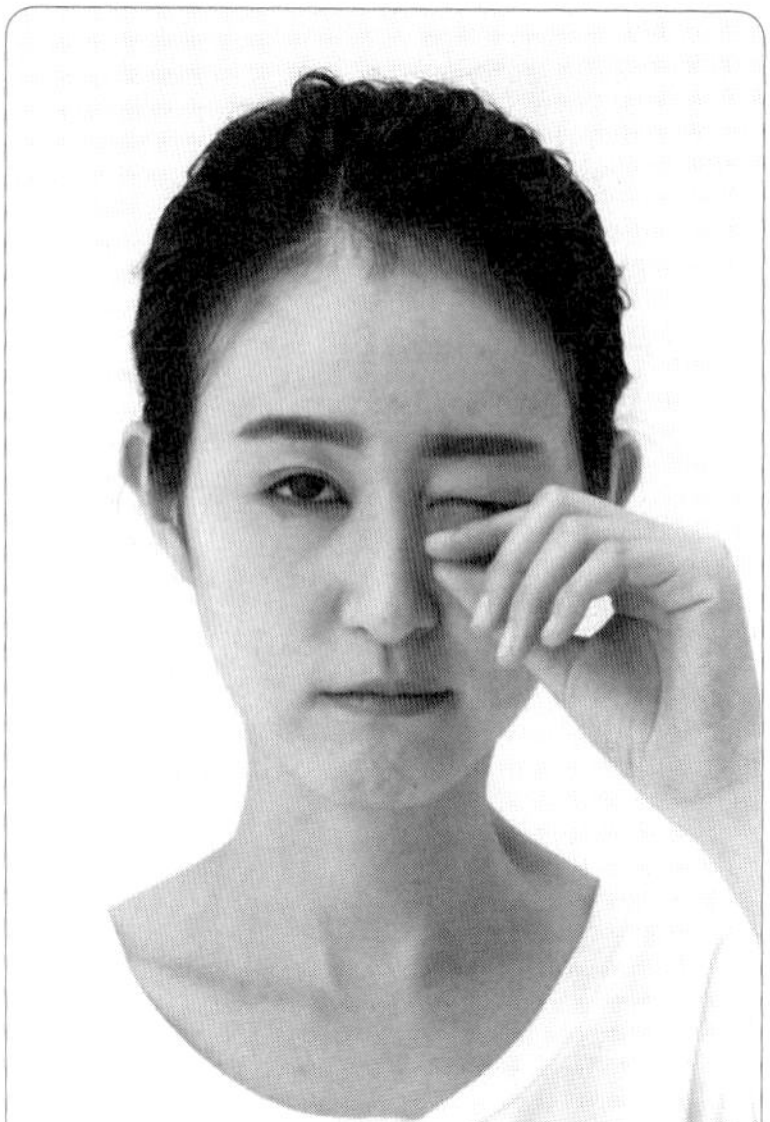

ぶたをこすらないことを意識しましょう。

花粉症やアレルギーなどで、まぶたがかゆくなったときは、濡らした冷たいタオルで目に湿り気を与えて冷やすと、かゆみが治まります。

2 フェイシャルマッサージ

顔のリフトアップや血行促進のためにフェイシャルマッサージを行っている人は多いことでしょう。

しかし、リンパマッサージやツボ押しと異なり、顔の筋肉を持ち上げるマッサージは、顔を骨に固定している靭帯がゆるみ、顔やまぶたを下げてしまう可能性もあります。

眉毛の皮膚と骨をつなぎとめている、眉毛にある靭帯がゆるむと、眉毛とまぶたは下がってしまいます。

フェイシャルマッサージで眉毛を上下させると靭帯がゆるむため、まぶたが下がるのを予防するためにはおすすめできません。

3 あくび

大きなあくびをすると、顔の皮膚と骨をつなぎとめている靭帯がゆるみます。

そのため、あくびの回数が多いと、靭帯がどんどんゆるみ、顔がたるみ、それにつられてまぶたは下がってしまいます。笑うときもあまり大きく口を開けず、微笑むようにしましょう。

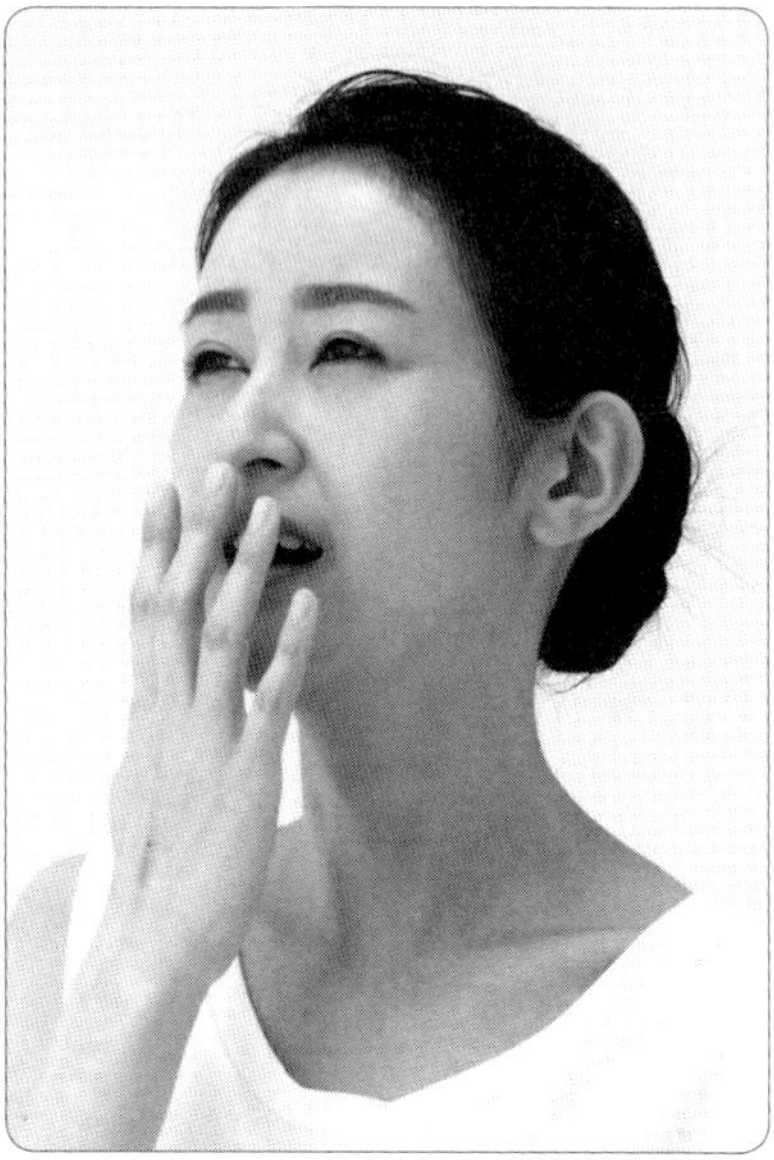

4 あお向けに寝る

あお向けに寝てまぶたを閉じると、眼球が上に向き（「ベル現象」と言います）、ミュラー筋がひっぱられた状態になります。

すると青斑核が刺激され、目が冴えてしまうので、寝つきが悪くなってしまいます。

枕を高くしてあごを引いた状態にすると眼球は下を向きますが、今度は気道が狭くなってしまうので、おすすめできません。

まぶたを休めるためには、横向きの姿勢で、丸まってあごを引いて眼球を下に向けて眠りましょう。

5 スマホやパソコンの見すぎ

スマホやパソコンを長時間にわたって見すぎると、目の周りの筋肉を酷使して目が疲れます。

当然ながら、まぶたを上げる筋肉も疲れてしまい、まぶたが下がることにつながるだけでなく、顔や頭の筋肉にも負担をかけて、頭痛や肩こりの原因にもなります。

長時間、スマホやパソコンを見続けることは避け、目を休めることを意識してください。

「まぶたテープ」体験談

1

長年の眼精疲労がラクになり、目薬が不要になった！

西岡めぐみさん　42歳　大阪府

私はもともと奥二重だったのが、40歳を過ぎた頃からくっきりした二重になり、見た目の変化を喜んでいました。

けれど、その頃から目の疲れがひどくなり、一日に何回も目薬をさす生活が続いていました。

その後、松尾清先生の本を読んで、二重になったり、目が疲れるのは腱膜性眼瞼下垂症が原因ではないかと思うようになりました。

「まぶたテープ」でまぶたを持ち上げたら、症状が改善すると書いてあったので、最初は半信半疑で行いました。

自宅でパソコンに向かって仕事をするときに、眉毛の上にテープを貼ったのですが、1時間くらいたったときに頭がスッキリして、気持ちがいいことに気づきました。

それから家にいるときは毎日、貼るようにしていましたが、そのうち以前のように目が疲れることがなくなってビックリ！

目薬をさすこともなくなり、目が元気になった気がします。

自分では気づいていませんでしたが、まぶたが下がっていたことが原因で、目の疲れも悪化していたのだと思います。

歯医者に行ったときに、「奥歯を噛みしめすぎています」と言われたのですが、それも腱膜性眼瞼下垂症が原因だったのかもしれません。

こするとまぶたが下がるとのことで、最近は意識してこすらないようにしています。

十数年後には腱膜性眼瞼下垂症の手術が必要となるかもしれませんが、それまでは「まぶたテープ」が不調改善の強い味方になってくれると思います。

「まぶたテープ」体験談

2

肩こりが改善し、片頭痛もラクになった！

木下千春さん ● 55歳 ● 東京都

私は長年、肩こりに悩まされ、頭痛もときどき起こっていました。

さらに眼精疲労がひどく、歯ぎしりもありました。

そんなとき知人から「まぶたテープが肩こりや頭痛にいい」と聞き、やってみることにしたのです。

すると、テープを貼った瞬間から目の疲れが取れていく感じで、「これはいい！」と実感しました。

また、貼っていると「まぶたってこんなに重かったんだ」と感じ、まぶたは思った以上に負担がかかっていることに気づきました。

それから毎日、「まぶたテープ」を続けていると、肩こりがいつのまにかなくなっていたのに驚きました。

また、片頭痛がひどかったときに貼ってみると、首のあたりがラクになったように感じました。

まぶたを上げたことで改善したということは、私の不調は軽度の腱膜性眼瞼下垂症が原因だったのかもしれません。

下がってきたまぶたに悩んでいる友達も増えてきていて、年齢的にもケアをしていかなければならないと思っています。

ただ、顔にテープを貼ったまま外出ができないのと、家族にもテープを貼った顔をビックリされるので、目立たない方法を工夫したいと思います。

これからも、限られた時間でも継続してやっていきます。

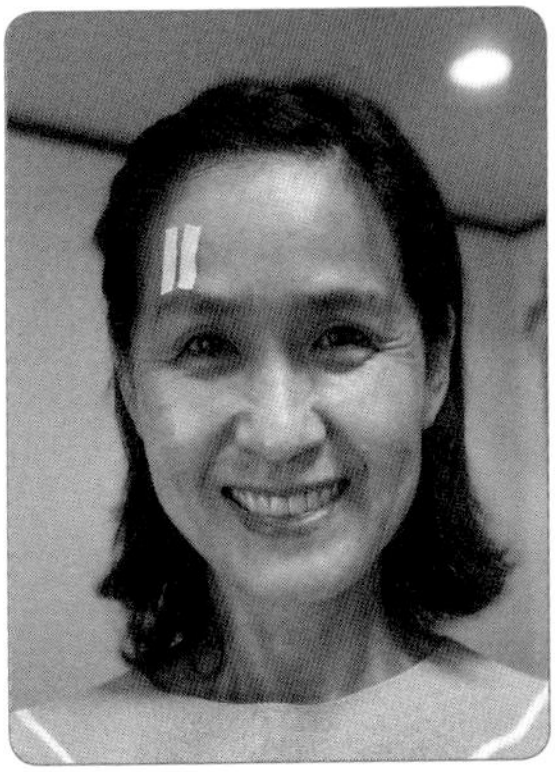

眉尻の上にテープを
貼って肩こりを改善。

「まぶたテープ」
体験談

3

頭がクリアになり、仕事がはかどるように

中村龍平さん（仮名）● 50歳 ● 千葉県

僕は自分ではまったく腱膜性眼瞼下垂症の自覚はなかったのですが、「45歳を過ぎるとほとんどの人のまぶたが下がっている」という記事を読んで驚きました。

しかも、目をこすったり、大きなあくびをしたりという、まぶたが下がってしまう行為をよくしていました。

腱膜性眼瞼下垂症になりやすい一重まぶたでもあったので、危機感を持つようになったのです。

ちょうどコロナ禍で、在宅勤務が多かったため、仕事中に「まぶたテープ」を貼ってみることにしました。

セロハンテープを切って貼るだけなので、すぐに実行できたのもよかったです。

しばらく貼っていると、いつもより頭がクリアになり、視界も広がって仕事が効率よく進むようになりました。

そのため、気づいたときにテープを貼るようにしていたら、首や肩の周りも軽やかになり、自分では気づかないうちに、筋肉がこっていたことにも気づきました。

じつはまぶたを上げにくくなっていて、食いしばったり顔や頭の筋肉を使ってまぶたを上げていたため、こっていたのかもしれません。

最近は以前よりぐっすり眠れるようになったのも、「まぶたテープ」の影響でしょうか。

今では「ちょっと疲れたな」と思ったときに、「まぶたテープ」を貼って、体を整えるようにしています。

Column

腱膜性眼瞼下垂症とアルツハイマー型認知症の予防

これまで、まぶたが下がってくると、まぶたをあける際にミュラー筋のセンサーを刺激し、脳の青斑核を興奮させるというお話をしてきました。

これが自律神経のバランスを崩すことにつながっています。

一方、まぶたをあけることは、前頭葉の眼窩《がんか》前頭野を刺激して脳血流を増やし、頭をスッキリ起こす覚醒反応でもあります。

眼窩前頭野が刺激されると、やる気が起き、記憶を思い出し、決断し、段取りができるようにもなります。

つまり、まぶたがあきにくくなると、脳血流が増えなくなり、頭がスッキリしなくなるという状態になります。

腱膜性眼瞼下垂症が進行して、まぶたがなかなか上がらなくなると、ミュラー筋↓青斑核への刺激が少なくなり、前頭葉の眼窩前頭野を刺激できず、同部の脳血流を増やせなくなってしまうと考えられます。

こうして脳の血流が悪くなり、アミロイド蛋白が脳細胞にたまると、アルツハイマー型認知症になると考えられています。

すなわち、腱膜性眼瞼下垂症が進行し、青斑核を介して前頭葉を刺激できなくなると、脳血流が増やせなくなり、アルツハイマー型認知症になりやすくなると私は考えています。

今回ご紹介している「まぶたテープ」は、青斑核への刺激が過剰になるのをゆるめることで調子がよくなる人のためのもので、自律神経のバランスが崩れている人には有効です。

しかし、青斑核への刺激をしにくくなっている、アルツハイマー型認知症の方や予備軍の方にはおすすめできません。

そのため、アルツハイマー型認知症が増える65歳以上の方には、「まぶたテープ」ではなく、手術で対応していただきたいと思います。

腱膜性眼瞼下垂症の手術では、まぶたを上げることはもちろん、ミュラー筋が適度に青斑核を刺激するように調節することができます。

アルツハイマー型認知症の予防と腱膜性眼瞼下垂症の関係については、いずれ論文で発表したいと考えています。

まぶたテープ

○筋肉の負担を減らす
↓頭痛、肩こり、眼精疲労などを改善

○青斑核の刺激を調節し、副交感神経の緊張を減らす
↓不眠、イライラ、うつ状態などを改善

×脳血流を増やす
↓アルツハイマー型認知症の人・予備軍の人は「まぶたテープ」はNG

腱膜性眼瞼下垂症の手術

○筋肉の負担を減らす

○青斑核の刺激を調節し、交感神経の緊張を減らす

○脳血流を増やす

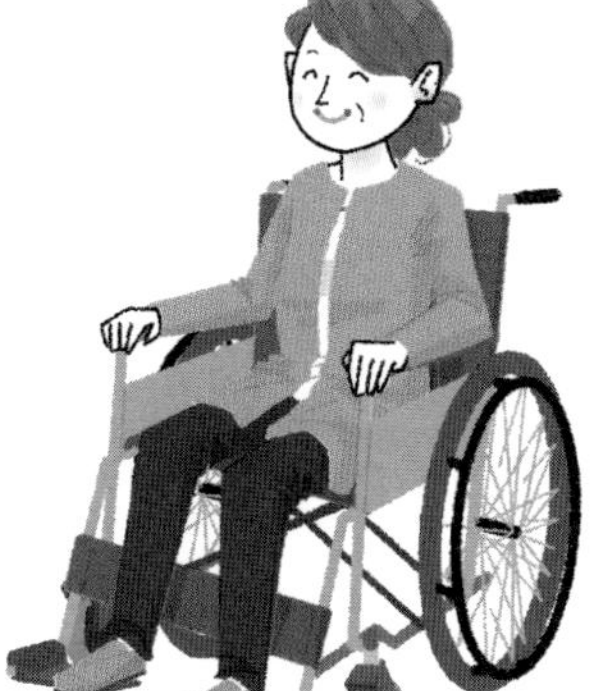

おわりに

まぶたはどのような仕組みであけていられるのか？（ＨＯＷ）

まぶたをあける目的はものを見るためだけなのか？（ＷＨＹ）

このＨＯＷとＷＨＹについて、世界で誰も系統的に研究していなかったため、私が信州大学医学部形成再建外科学教室に在籍した約30年前から研究を始めました。

そして、まぶたを開くサポートをするミュラー筋の中にセンサーがあることを見つけました。眠くなるとまぶたをこすりますが、じつはミュラー筋のセンサーをこすって眠気を覚ましていたこと、また、ミュラー筋は脳と密接に結びつき、さまざまな体の不調と関係していることがわかりました。

ここに、すべての真理が含まれています。

私が静岡県の浜松市に開業したクリニックは２０２１年で5周年を迎え、

国内はもちろん、海外からも患者さんが来てくださっています。まぶた形成外科の手術は３５００症例を超えました。そんななか、眼瞼下垂を治療することがアルツハイマー型認知症の予防につながる可能性も発見し、その論文を書き上げる予定です。

「まぶたテープ」を使うことは、ご自身が眼瞼下垂かどうかをチェックする方法でもあります。肩こり、頭痛、眼精疲労、噛みしめ、冷え性、不眠、不安、うつといった状態が「まぶたテープ」を使うことで改善するなら、それは眼瞼下垂によって起こっていたとわかるでしょう。

読者の皆さまやご家族にとって、本書が健やかな生活を送る一助となることを願ってやみません。

最後に、本書を上梓できたことは、扶桑社の秋葉俊二編集長をはじめ、スタッフの皆さんの努力の賜物であり、この場を借りて感謝申し上げます。

２０２１年5月

松尾 清

松尾 清（まつお・きよし）
松尾形成外科・眼瞼クリニック院長。医学博士。
日本形成外科学会専門医。
1953年、奈良県生まれ。
1978年、信州大学医学部を卒業。同大学医学部助手、講師、助教授を歴任。
1989～90年、米国・ペンシルバニア大学形成外科に留学。
1992年、信州大学医学部形成再建外科学教室教授。
2015年、信州大学医学部形成再建外科学教室特任教授、名誉教授。
2016年、浜松医科大学医学部附属病院形成外科非常勤講師。
http://www.matsuo-eyelid.com/

スタッフ
編集・取材 ● 紀和 静　デザイン・DTP ● 野田明果　イラスト ● はら ゆうこ
モデル ● 城咲友香　ヘアメイク ● 榊 美奈子　撮影 ● 林 紘輝（扶桑社）
校正 ● 小出美由規

頭痛・肩こりが解消！ 自律神経が整う！
名医が教える「まぶたテープ」

発行日 ● 2021年6月6日　初版第1刷発行

著　者 ● 松尾 清
発行者 ● 久保田榮一
発行所 ● 株式会社 扶桑社
〒105-8070 東京都港区芝浦1-1-1 浜松町ビルディング
電話 03-6368-8887（編集）03-6368-8891（郵便室）
www.fusosha.co.jp
印刷・製本 ● 図書印刷株式会社

ISBN978-4-594-08827-9
Printed in Japan